瑜伽墊上解剖書

流瑜伽及站姿體位

YOGA ▣
Mat Companion

作者/雷‧隆

譯者/李岳凌、黃宛瑜

GARUDASANA

PARIVRTTA ARDE

UTTHITA TRIKO

PARIVRTTA PARSVAKONASANA

VRKSASANA

PARIVRTTA TRIKONASANA

UTTHITA PARSVAKONASANA

UTTANASANA

UTTHITA HASTA PAD

...DEASANA

Anatomy for
Vinyasa Flow and
Standing Poses
by Ray Long

目錄

譯序

李岳凌

五年前返回台灣，當時的我身心俱疲，在朋友介紹下，重拾瑜伽練習。日日鍛鍊之下，整個人煥然一新，然而脊椎的舊疾，腰脊椎骨 L5 滑脫，卻始終像顆不定時炸彈，如影隨形。雖然尋遍各種治療手段，不過當前的醫療技術只能做到不惡化，至於痊癒、康復，機率可說微乎其微。而今，在瑜伽的幫助下，精神、體能大幅改善，但我十分清楚，練習只要有半點閃失，瑜伽反而帶來無可彌補的傷害。因此，除了參加瑜伽師資培訓，盼以全面、有系統的方式認識瑜伽之外，私底下我也積極尋找一本深入而實用的瑜伽解剖書，避免錯誤的練習。可惜市面上的書籍，儘管解說詳盡，卻往往流於枯燥乏味；再者，肌肉名稱拗口、陌生，我很難把書本上的知識，和身體的實際感受結合起來。學習的瓶頸直到我接觸《瑜伽墊上解剖書》，才出現轉機。

作者雷隆醫生在動筆之際，即為這套叢書設定明確的方向：可一邊翻閱一邊練習的使用手冊，適合任何程度的瑜伽練習者。因此全書從解說順序、版面編排、裝幀設計，無不從此一設定出發。叢書總共四冊，分別是「流瑜伽及站姿」、「開髖關節及前彎」、「後彎及扭轉」、「手平衡及倒立」。誠如雷隆自陳，他長年致力於西方科學與瑜伽藝術的結合，因此這一套書企圖從解剖學、生理學和生物力學的觀點，解析瑜伽體位。其實從解剖學知識切入瑜伽，雷隆絕非第一人，不過全書最可貴之處在於作者化繁為簡的功夫。他從龐雜的解剖知識之中，只揀選五個最根本的基礎觀念說明；這五大基本原則除了安排在全書首章，往後還會在各個體位的解說裡一再提及。因此，讀者無需再與枯燥、艱澀的醫學原理奮戰，更不會驚覺，好不容易搞懂的專有名詞，卻完全不知如何應用在實際的練習之中。

身邊許多朋友也向我反應，他們在閱讀瑜伽書籍時，最大困難在於很難把抽象的文字轉化成身體的實際感受。《瑜伽墊上解剖書》顯然察覺到文字的不足，因此全書提供大量插圖。作者一再提醒讀者，看完解說文字之後，務必再花些時間仔細觀察插圖，把圖片深深烙印在腦海裡。等到實際練習時，就利用觀想將影像直接對應到自己的身體，而無需多一層文字的轉換。如此一來，練習者就可以擺脫複雜的肌肉名稱，逕以圖像記憶掌握每個體位的重點。

練習瑜伽最有趣之處就在於循序漸進的轉變，經由日日鍛鍊，你會察覺自己的內在漸趨平靜，精神日益澄澈。而在身體上，起初只能做到三分，隔個一年半載，有一天忽然發現自己可以做到五

分。不過，如此的動態過程，卻往往被其他瑜伽書籍所忽略，因為絕大部分書籍只呈現「標準姿勢」。對一個初學者來說，他可能會覺得標準姿勢簡直遙不可及；或者在好勝心驅使下，儘管身體條件尚未具足，卻仍硬拗著身體，勉強做到某個體位，如此一來，瑜伽非但無益，反而練出一身傷害（練習者大多是在毫無察覺的情況下受傷）。《瑜伽墊上解剖書》可貴之處就在於強調循序漸進的過程。全書進入個別體位講解之後，一如慣例，首頁呈現每個體位的完成式（也就是理想中的標準姿勢），不過再翻到下一頁，就會見到「準備動作」頁面，讓所有做不到完成式的練習者，可經由各式各樣的準備動作，例如椅子、繩子、牆面等輔助工具，先鍛鍊這個體位會運用到的肌群；或者提供其他替代動作，讓練習者以更輕鬆的方式，達到跟完成式同樣的效果。許多完成式都不是一蹴可幾，練習者應當善用準備動作，為自己的身體預做準備。

此書不僅是一套適合初學者閱讀的入門指引，其解析之詳盡，亦可作為資深練習者自我進修的參考書籍。由於每個動作都講解得十分深入，入門者可能會覺得，我根本感受不到書中說的那條肌肉呀。每當心中升起這樣的疑惑，就逕自跳過，無需多想。因為此刻的身體還不夠敏銳，無法察覺其中的細微之處，或者，練習尚未達到一定階段，難以把握作者描述的情況。不過假以時日，如果你仍持之以恆地鍛鍊，自然會發現，許多以往感受不到的細節，而今卻可以體察、掌握了。

《瑜伽墊上解剖書》除了在內容上屢見新思維，圖書裝幀上亦見細膩的巧思。平常練習時，我總是把書平攤在瑜伽墊上，遇到不清楚的地方，就可隨時查閱。有一天我拿其他書籍來參考，才發現大部分圖書無法攤平，我得再拿個重物壓住書兩側。細究當中的差異，原來《瑜伽墊上解剖書》使用參考書籍常用的穿線膠裝（lay-flat binding），可避免頁面翻動或書本自動闔上。這讓我體會到這套書的方向設定清楚、處理用心，大到內容、小至形式，都與此一設定環環相扣。

由於這套書性質偏向使用手冊，因此我們在翻譯時決定採用淺顯易懂的遣詞用句，以接近課堂上的口條傳達意思。除了翻譯的語氣，體位中譯名也是我們討論許久的一環。體位中文譯名迄今尚未統一，有些譯名講究忠於原文（梵文），但逐字翻譯容易過於冗長或過度偏向書面語，或是與課堂上習用的名稱有段距離。因此，中譯本選擇較為口語、坊間瑜伽教室慣用的體位名稱；名字越口語，讀者（練習者）越容易「從名辨形」，一聽到名字，腦海立刻浮現體位大概的模樣。另

外需要特別說明的是第 44-53 頁流瑜伽串連動作，作者除了用一系列圖片解釋練習順序，文字部分則是流瑜伽的口令。資深練習者對口令必然不陌生，只要參加口令課，所有學員跟著老師的口令劃一練習，中間完全沒有停頓。在口令課當中，瑜伽老師常以梵文念體位名稱，因此在流瑜伽串流動作這節，中譯本特別保留梵文，採用中、梵文並置的方式呈現。

瑜伽博大精深，體位法只是其中的一小部分，然而它是基石，練習者唯有在健全而穩固的身體基礎上，內在的修煉方可步步前進。接觸《瑜伽墊上解剖書》迄今已逾兩年，無論在觀念養成上，或在體位練習上，一直是我倚重的參考書籍。本書更像是一路相伴的老朋友，我總是在不意之間忽然明白「原來你說的是這回事呀！」但願在這本書的指引下，你也能展開一趟深不可測的追尋之旅。

簡介

《瑜伽墊上解剖書》是為了幫助您認識實用的瑜伽解剖學知識。所有瑜伽體位彼此息息相關，但為了學習之便，我們還是依照形式把瑜伽體位分成幾大類。第一冊介紹如何把西方科學知識融入流瑜伽（Vinyasa flow）和站姿體位練習當中。我們在練習流瑜伽時，會重複一組基礎的串連動作，每一組基礎動作之間，再個別加入其他種類的體位。這種強勁的有氧練習，用呼吸配合身體動作，能產生熱量，溫熱肌肉組織、肌腱與韌帶，並使身體大量流汗，排除毒素。如果在暖氣房裡練習流瑜伽，效果更為顯著。我們在本書的前半部，主要討論如何把西方科學實際運用在流瑜伽練習上。

在流瑜伽之後，本書緊接著介紹站姿體位。站姿體位能伸展、強化下半身肌肉，打開髖部與骨盆，人們通常從這些基礎姿勢入門，開始學習哈達瑜伽（Hatha Yoga）。練習站姿體位，能使你在平日活動中，無論是站立或行走，皆感到輕鬆而舒暢。此外，鍛鍊下半身肌肉與關節，還能刺激控制下半身區域的神經中樞，增強化腰薦骨神經叢的電流活動。而日益增長的電流活動，回過頭來又啟動精微體（subtle body）的第一、第二脈輪（chakras），有助於排除我們自出生以來所累積的能量障礙。瑜伽之所以有別於其他運動，就在於它結合了生物力學、生理學，以及精微能量。

如何使用本書

練習瑜伽就像穿越一道道大門,每開啟一扇門,你就會發現體位法的全新可能性。開啟第一道門的鑰匙,是要理解各個體位的關節姿勢。一旦認識了關節姿勢,自然懂得判斷哪些肌肉形塑了體位的外觀,而哪些肌肉被伸展開來。啟動正確的肌肉是關節姿勢準確的不二法門,我們通常從原動肌(prime mover)開始。原動肌群一旦啟動,骨骼便隨之處於正位。深化體位法的要領在於善用我們的生理學知識,以拉長各個體位所伸展的肌群。若能掌握以上重點,姿勢自然到位,瑜伽的益處也會逐漸顯現出來,包含:增加柔軟度、高度覺知、身心愉悅,以及深層的放鬆。

《瑜伽墊上解剖書》的內容具有固定結構,每冊專論單一種類的瑜伽體位,並涵蓋以下章節:

- 重要觀念:介紹瑜伽體位法背後的生物力學和生理學原理。
- 鎖印瑜伽法則:練習瑜伽體位法時,如能善用這簡單的五步驟,便能增加柔軟度、耐力和精準度。
- 體位介紹:詳細解說各個體位。
- 動作指引:解釋身體動作的形態和名稱,並繪製圖表,清楚羅列出每個動作會用到的肌群。
- 解剖學索引:以圖說介紹骨骼、韌帶和肌肉(注明肌肉的起端、止端和動作)
- 專有名詞解釋
- 梵文發音與體位索引
- 中英文體位譯名索引

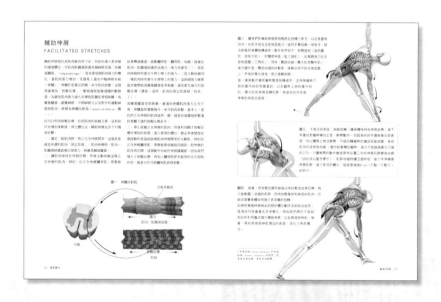

圖一　重要觀念這章教你怎麼把生物力學和生理學知識運用在體位練習上。此章必須先熟讀,往後更要時常回頭複習。

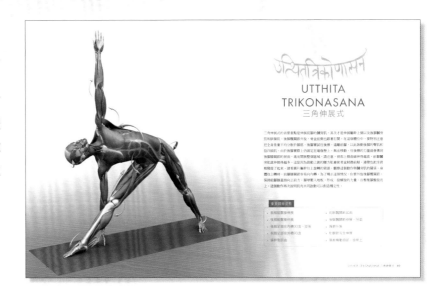

圖二　每個瑜伽體位開頭第一頁，都會介紹關節的基本動作和姿勢，並提供體位的梵文名稱和中、英文譯名。由此你將認識各個體位的基本樣貌，並清晰掌握各項細節。

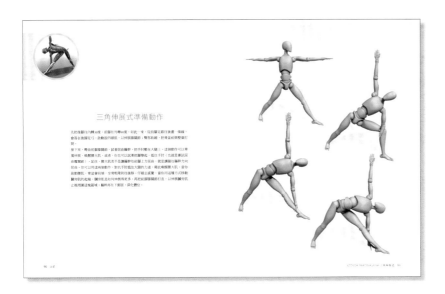

圖三　準備動作這一頁，是要引導你慢慢進入某個瑜伽體位。如果你是瑜伽新手，或練習的時候感覺肌肉有些緊繃，那麼就改採這些替代式。一般說來，替代式所動用到的肌群與完成式並無不同。無論你練習何種替代動作，皆可從中獲得益處。

圖四　本書利用詳細的步驟解說圖，教你如何收縮（啟動）控制關節姿勢的肌群，結尾則簡要歸納所有伸展的肌群。深淺不等的藍色代表收縮的肌肉（原動肌群以深藍色標示），紅色則代表被伸展的肌肉。善用體位介紹一節，便能充分掌握該各個體位的解剖學知識。

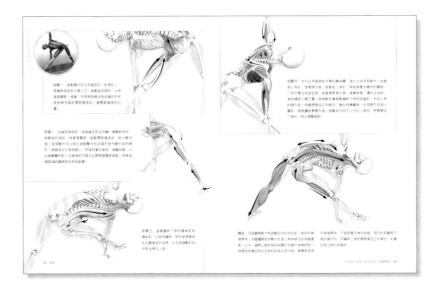

練習指引

帕森斯設計學院的教授弗來曼（Norm Fryman）是我最敬愛的老師之一。他在第一堂課便開宗明義道，從事各行各業，若想獲得成功，都必須具備三項關鍵特質：常識、紀律和注重細節。接著我要說明，如何把這三項特質運用在瑜伽練習上。

一、常識：不要把自己硬拗進某個體位。許多瑜伽體位法會將關節帶到關節可動範圍的極限。假如你把身體強行拗進某個體位，很可能導致軟骨、韌帶和關節周邊肌肉受傷。因此本書提供幾項指引，教你利用生理學，安全無虞地排除障礙，增加關節的活動範圍。你可以利用這些指引，設計一套屬於自己的練習方式。中國有句古諺說得好「山不轉路轉，路不轉人轉」，你要懂得善用生理學知識，而不是勉強自己做到某個體位。

二、紀律：瑜伽是一門關於自由的學問，關於行動、思想和能量流（energetic flow）的自由。因此，要保持適度而有紀律的練習。你應當在強度與持恆之間取得平衡。時間稍短但有規律的練習勝過高強度的狂熱投入。短暫而持恆的鍛鍊，能將瑜伽融入你的生活，進而產生長久的改變，開啟你的能量管道。

要將現代科技與瑜伽結合，最實際的作法就是使用計時器。就連瑜伽大師艾揚格（B.K.S. Iyengar）練習體位法時，也常使用碼錶。我認為碼錶十分好用，倘若運用得宜，就能均勻地鍛鍊全身。此外，使用計時器也可為體位練習設定時限（例如：三十秒）。鬧鈴一響，我就結束某個體位的練習，之後再也不想它。計時器就如同上師一般。

讓練習更有紀律的另一個方法是在大休息式之後，花些時間回想你剛才的練習。仔細想想，剛才那些地方做得不錯，又是如何進步的，之後放下。瑜伽指導者也可以用同樣方式回顧自己的教學。回想的時間雖然不長，卻能幫助你把課堂上的訓練，整合進你的神經迴路裡。要記得，在結束練習走下墊子之後，潛意識會將你的努力銘記在身體之中。有意識地回想，能把練習帶進潛意識裡，效果會因而倍增。

三、注意細節：藝術史學者沃伯格（Aby Warburg）曾說過：「上帝就藏在細節裡。」練習哈達瑜伽，若能做到準確的正位，身體鍛鍊會帶你進入身心合一的境地。我們在體位法中呼吸、移動，體內產生化學變化，幸福、放鬆的感覺油然而生。我們的凝視點（drishti）一旦與體內的化學變化合而為一，心靈就能獲致平靜與穩定。《瑜伽墊上解剖書》就像一張地圖，教你如何啟動、伸展肌肉，並提供一連串步驟指引，讓你應用在每個體位當中。如果你把凝視點放在控制關節姿勢的肌肉上，你的體位法和正位將有大幅進展，心靈狀態也隨之提升。

重要觀念
KEY CONCEPTS

主動肌／拮抗肌的關係：交互抑制作用
AGONIST / ANTAGONIST RELATIONSHIPS：RECIPROCAL INHIBITIONI

一般而言，主動肌（agonist）與拮抗肌（antagonist）的關係，乃關節一側的肌肉收縮而另一側的肌肉放鬆時，兩者共同創造出生物力學上的陰與陽。當一條肌肉收縮，關節會朝某個方向動作，這時候另一條肌肉自然會伸展開來，與此動作相抗衡。例如膝關節伸展時，在大腿上方收縮的股四頭肌是主動肌，而大腿下方伸展的膕旁肌是拮抗肌。同樣，當膝蓋彎曲，膕旁肌就變成了主動肌，而股四頭肌則成為拮抗肌。在生物力學上，我們會看到關節隨著肌肉收縮而形成某個動作；而在生理學上，便是所謂的交互抑制作用（reciprocal inhibition）。當大腦發出訊號，命令主動肌收縮的同時，還會傳送另一個信號命令拮抗肌放鬆，這就是生理學上的陰與陽。理解主動肌／拮抗肌的關係，是做好瑜伽體位的關鍵。因此，認識各條肌肉並理解其動作，實在至關重要。我們會在書中以插圖詳細解說。

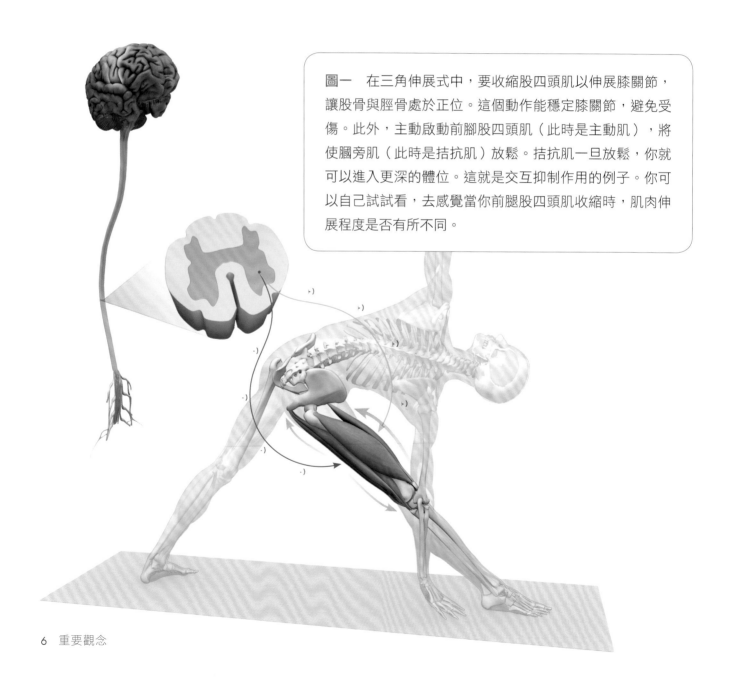

圖一　在三角伸展式中，要收縮股四頭肌以伸展膝關節，讓股骨與脛骨處於正位。這個動作能穩定膝關節，避免受傷。此外，主動啟動前腳股四頭肌（此時是主動肌），將使膕旁肌（此時是拮抗肌）放鬆。拮抗肌一旦放鬆，你就可以進入更深的體位。這就是交互抑制作用的例子。你可以自己試試看，去感覺當你前腿股四頭肌收縮時，肌肉伸展程度是否有所不同。

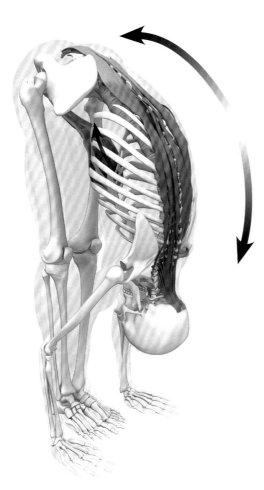

▶ 圖二　在站姿前彎式中，腹直肌一收縮，軀幹就會屈曲，同時傳送出信號，命令拮抗肌（背後的豎脊肌與腰方肌）放鬆。在前彎動作裡，啟動腹部肌肉可以加強後背肌群的伸展。

▶ 圖三　在側角伸展式中，主動肌是腰大肌。腰大肌會使髖部屈曲，並造成骨盆前傾[1]。當腰大肌收縮時，大腦會發出訊號，命令此時的拮抗肌（也就是臀大肌，主要的髖伸肌）放鬆，進入伸展。

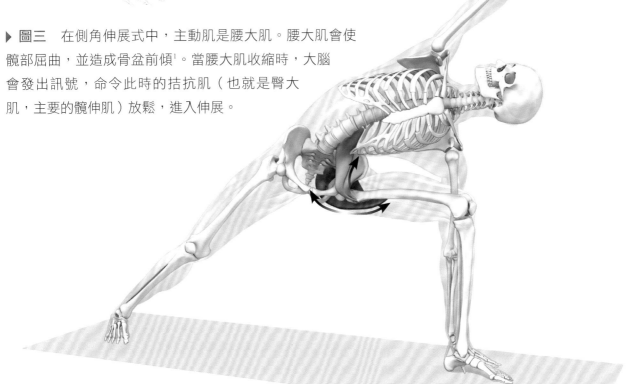

1 譯注：要理解骨盆前傾、後傾的動作，你可以把骨盆想像成一口碗，我們以碗口傾斜的方向區分骨盆的前、後傾。當碗口往前倒時，下背內凹的弧度會加深，即俗稱的翹屁股，這就是骨盆前傾；當碗口往後倒，下背弧度則消失，即俗稱的卷尾骨，這就是骨盆後傾。

關鍵肌肉的單獨啟動
KEY MUSCLE ISOLATIONS

在練習體位法時，肌肉決定了關節的姿勢，並能調整骨骼正位。我們雖然能藉由地心引力和其他力量做出體位的大致模樣，但如果懂得啟動特定肌肉，姿勢就可以做得更準確。這些控制主要關節的肌肉，我們稱為原動肌群。只要學會單獨收縮原動肌群，你就可以利用肌肉去形塑各個體位。本書提供幾項提示，幫助你啟動站姿體位最常動用的幾個重要肌群。此外，你也可以使用觀想法（visualization）。先仔細觀察書中插圖，等到實際練習時，就試著觀想自己正在啟動單一肌群。

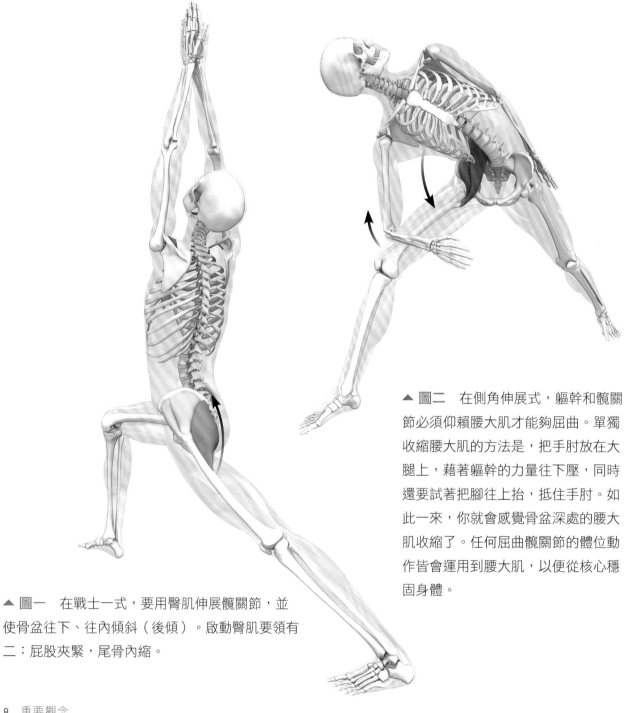

▲ 圖二　在側角伸展式，軀幹和髖關節必須仰賴腰大肌才能夠屈曲。單獨收縮腰大肌的方法是，把手肘放在大腿上，藉著軀幹的力量往下壓，同時還要試著把腳往上抬，抵住手肘。如此一來，你就會感覺骨盆深處的腰大肌收縮了。任何屈曲髖關節的體位動作皆會運用到腰大肌，以便從核心穩固身體。

▲ 圖一　在戰士一式，要用臀肌伸展髖關節，並使骨盆往下、往內傾斜（後傾）。啟動臀肌要領有二：屁股夾緊，尾骨內縮。

▼ 圖三　在手臂反轉祈禱式，臀中肌和闊筋膜張肌
會使後腳的大腿從髖關節處外展、內旋。同時，闊
筋膜張肌也幫助股四頭肌伸直膝關節。要單獨伸展
這些肌肉，可以試著把後腳貼著瑜伽墊往後「擦」
或往後拖，使之遠離前腳。你會感覺髖關節側面的
肌肉收縮，而膝關節的背面被打開來了。

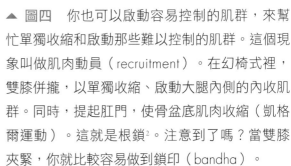

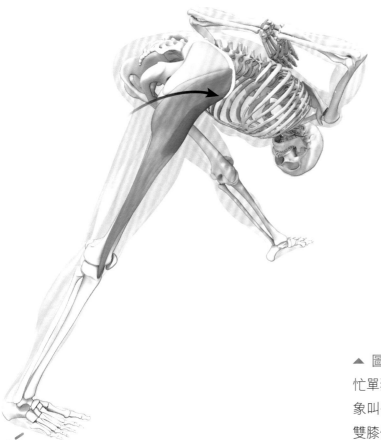

▲ 圖四　你也可以啟動容易控制的肌群，來幫
忙單獨收縮和啟動那些難以控制的肌群。這個現
象叫做肌肉動員（recruitment）。在幻椅式裡，
雙膝併攏，以單獨收縮、啟動大腿內側的內收肌
群。同時，提起肛門，使骨盆底肌肉收縮（凱格
爾運動）。這就是根鎖[2]。注意到了嗎？當雙膝
夾緊，你就比較容易做到鎖印（bandha）。

2 譯注：Mula bandha，其中文譯名繁多，除
了根鎖，還有會陰鎖印、根部收縮等譯名。

關鍵肌肉的共同啟動
KEY CO-ACTIVATIONS

《易經》是中國古老的智慧之書，書中的第52卦〈艮為山〉可作為瑜伽練習的箴言。根據衛禮賢（Richard Wilhelm）的德文譯文，〈艮為山〉的要義是「動中取靜」。我們在練習體位法時，身體不斷移動，進入各式各樣的體位，不過最終極追求的仍是獲得平靜和穩定。肌肉共同收縮正是達到平靜的其中一個方法。其實要做到肌肉共同啟動，法門萬千，不過共通原則就是同時收縮兩條以上的肌肉。例如當我們在練習站姿體位時，要同時收縮前腳的腰大肌和後腳的臀大肌，如此一來便能穩定骨盆。骨盆內部一旦具備了穩定性，它就能傳遞到身體其他部位（圖一）。

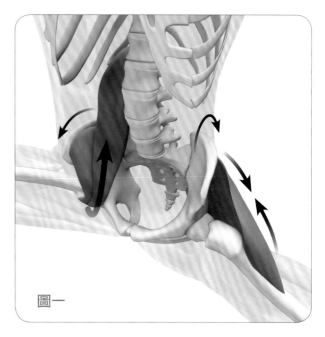

圖一

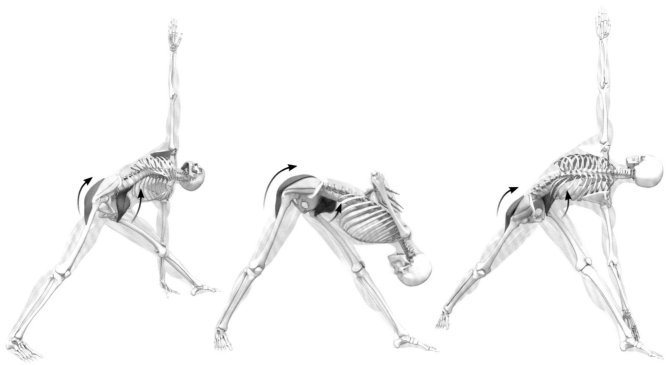

▲圖二　你可以從這三張圖片觀察到腰大肌和臀大肌共同啟動的動態過程，它是利用一組站姿體位動作，逐漸加深骨盆扭轉的程度。你可以依此方式設計一套體位練習順序，有意識地控制這兩條核心肌群，尤其是腰大肌。一旦培養出這種覺察能力，在練習其他體位法時，就能直接收縮腰大肌和臀大肌，加深軀幹的屈曲，增加穩定度。

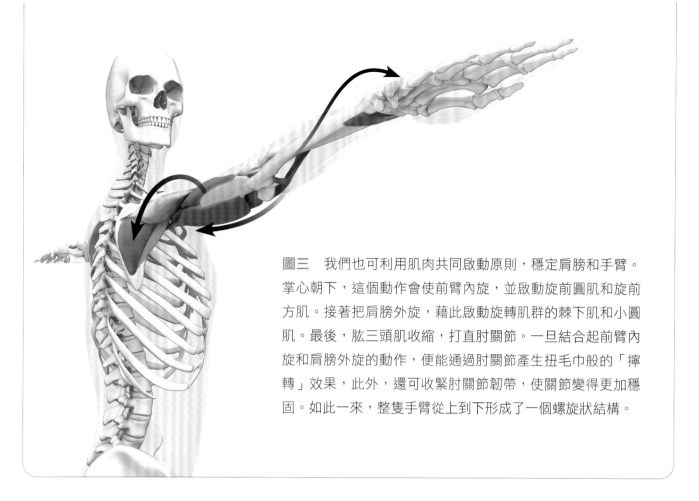

圖三　我們也可利用肌肉共同啟動原則，穩定肩膀和手臂。掌心朝下，這個動作會使前臂內旋，並啟動旋前圓肌和旋前方肌。接著把肩膀外旋，藉此啟動旋轉肌群的棘下肌和小圓肌。最後，肱三頭肌收縮，打直肘關節。一旦結合起前臂內旋和肩膀外旋的動作，便能通過肘關節產生扭毛巾般的「擰轉」效果，此外，還可收緊肘關節韌帶，使關節變得更加穩固。如此一來，整隻手臂從上到下形成了一個螺旋狀結構。

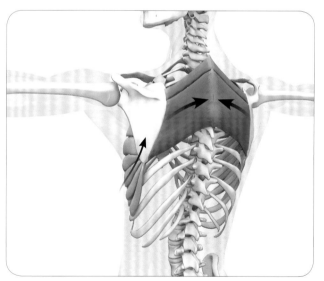

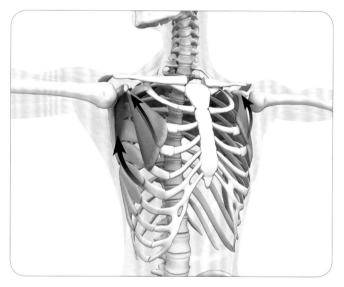

圖四　你也可以共同啟動呼吸輔助肌肉，擴張胸廓，打開胸口，增加肺活量。首先，收縮菱形肌，把肩胛骨往脊椎的方向拉。這個動作可以穩定肩胛骨，擴展胸口。維持這個姿勢，接著啟動胸小肌。要單獨收縮胸小肌，你可以試著把肩膀往前繞轉，可是在菱形肌收縮的情況下，肩膀無法移動，所以啟動胸小肌的力量此刻就會傳到胸小肌位在胸廓的起端[3]，進而提起胸廓。接著，啟動前鋸肌，使胸腔進一步擴張。如此一來，你會發現呼吸變深了。

---

3 譯注：肌肉起端和止端的說明，請參閱本書附錄「專有名詞解釋」。

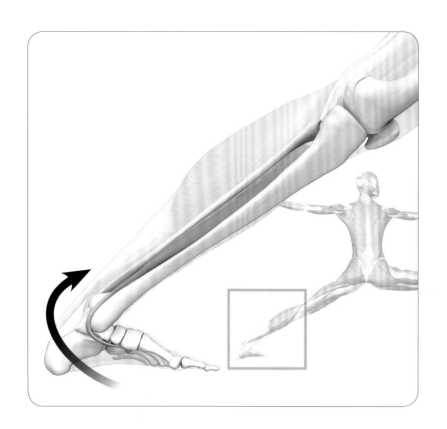

圖五　練習站姿體位時，足部和踝關節是你與地平面的連結。要善用肌肉共同啟動原理，穩固這個身體基座。足部往內轉，然後收縮脛後肌，提起足弓。脛後肌同時還銜接小腿兩根骨頭（脛骨、腓骨），可穩固踝關節。一開始先啟動脛後肌，接著再啟動它的拮抗肌群，也就是腓骨長、短肌（位於小腿外側）。把蹠球用力踩在瑜伽墊上，這樣就能單獨收縮腓骨肌。仔細去體會這一組主動肌／拮抗肌群如何藉由共同收縮來穩定小腿、踝關節和足部。

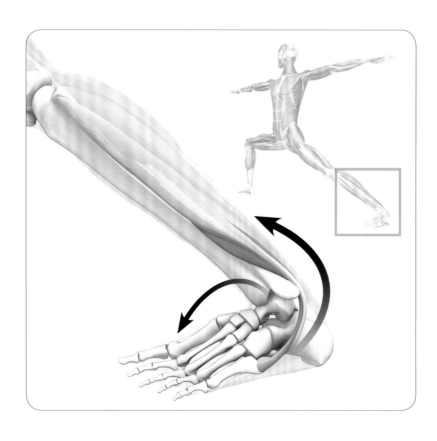

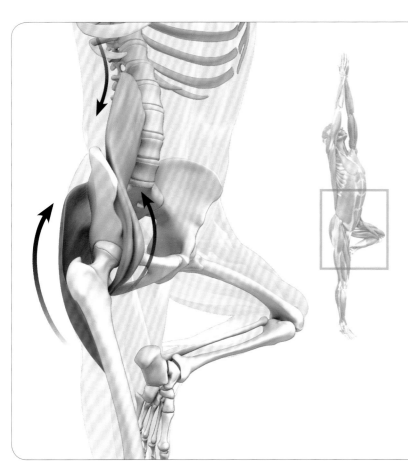

圖六　凡是以單腳保持平衡的動作，
只要共同收縮腰大肌和臀大肌，就能
使骨盆從前到後都十分穩固。實際練
習時，試著去觀想自己正啟動這兩大
肌肉。

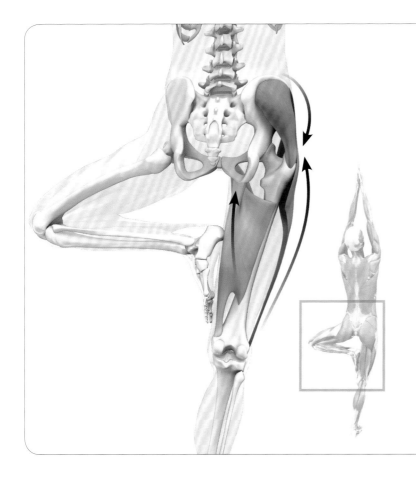

圖七　當我們練習單腳站立的體位，例
如樹式，身體肌肉自然就會共同收縮。
臀中肌和闊筋膜張肌是大腿的外展肌，
我們通常利用這兩塊肌肉外展大腿，
使之遠離中央線。但單腳站立時，臀中
肌和闊筋膜張肌也會把骨盆的髂骨往下
拉，因為如果這兩條肌肉不啟動，骨盆
就會往站立腳過度偏移，使身體失去平
衡。當你練習樹式，把一隻手放在髖部
外側，就可以感覺到闊筋膜張肌和臀中
肌的收縮。此外，大腿內側的內收肌也
會共同收縮，使骨盆和髖部更形穩固。
利用觀想讓自己更清楚覺察上述肌肉的
動作。

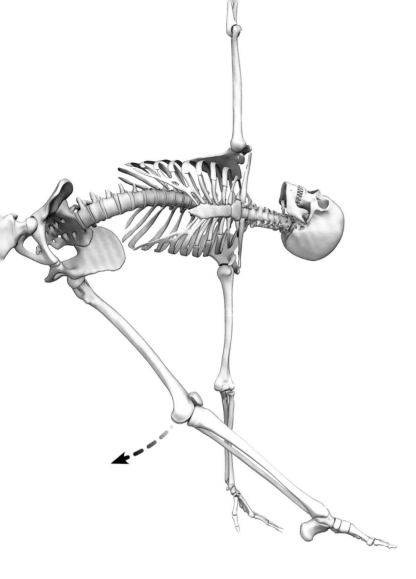

圖八　在瑜伽課堂上，老師有時會指示我們「抱住大腿骨」。這就是共同收縮的例子。如果你想要得到這種效果，請利用本書的提示動作，單獨收縮骨頭上的各條肌肉。這項技巧如果應用得宜，可矯正膝蓋過度伸展的情形。首先單獨收縮膕旁肌，訣竅是：稍微彎曲膝關節，試著把前腳往後腳的方向「擦」或拖，如圖所示。由於瑜伽墊有摩擦力，前腳實際上不會移動，但這個動作卻可啟動膕旁肌。膕旁肌是膝關節的屈肌，一旦收縮起來，就可避免膝蓋過度伸展。膕膀肌保持張力，同時還要啟動股四頭肌，打直膝關節。從圖片中你可以看見這一對主動肌／拮抗肌（也就是膕旁肌和股四頭肌）環繞著股骨，越過膝關節。膕旁肌和四頭肌共同收縮，可產生所謂的「環抱」效果，還可避免膝關節過度伸展。

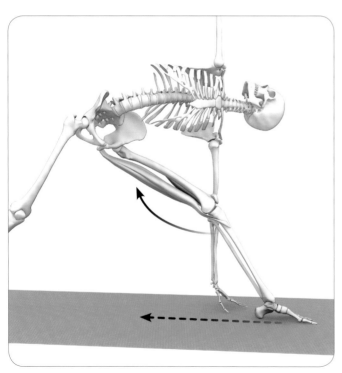

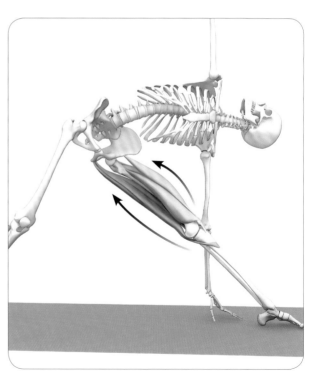

鎖印
BANDHA

Bandha[4]是梵文，意指「鎖」或「穩定器」。練習瑜伽體位時，只要共同收縮肌肉，就能在全身上下創造出鎖印。例如練習扭轉側三角式，我們上半身朝一個方向轉，下半身卻往另一個方向扭轉。

有意識啟動扭轉軀幹的肌群，像是背闊肌、後三角肌，還有肩膀的棘上肌和棘下肌。要啟動上述肌肉，

你必須把手肘抵住膝蓋，帶動胸腔扭轉。與此同時，還要收縮後腳的臀大肌，使大腿外旋。這兩個動作一結合，整個軀幹就會出現擰轉的效果，體位因而可以進得更深入、更穩定。這就是鎖印最好的例子。

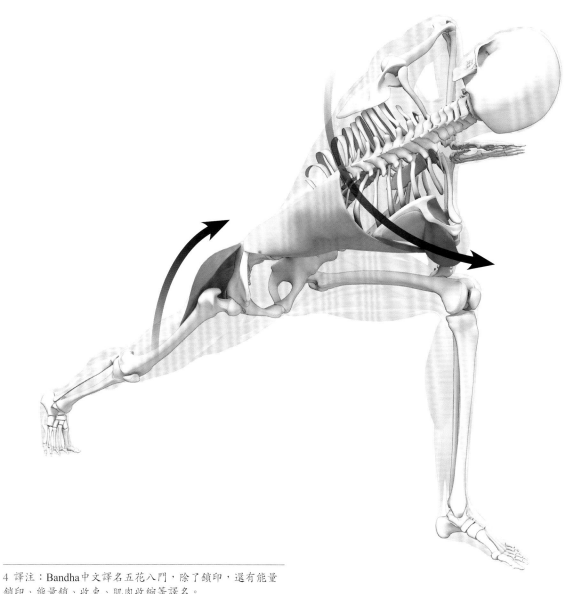

---

4 譯注：Bandha中文譯名五花八門，除了鎖印，還有能量鎖印、能量鎖、收束、肌肉收縮等譯名。

誘發式伸展（輔助伸展）
FACILITATED STRETCHES

誘發式伸展是拉長肌肉最有效方法，有助你進入更深層的瑜伽體位。在肌肉－肌腱連結處有個神經受器「高爾基腱器」（Golgi tendon organ），是負責偵測肌肉張力的變化，當肌肉張力增加，受器馬上通知中樞神經系統（脊髓）。脊髓於是發出訊號，命令肌肉放鬆，這個現象稱為「放鬆反應」。整個過程就像迴圈的斷路器，可避免肌肉張力過大，導致肌腱從骨頭剝離。高爾基腱器、感覺神經、中間神經元以及對外的運動神經到肌肉，統稱為脊髓反射弧（spinal cord reflex arc，圖一）。

你可以利用放鬆反應，拉長肌肉的收縮元素。這有助於你增加柔軟度，深化體位法。誘發式伸展包含下列幾項步驟：

一、選定一組肌肉群，將之完全伸展開來。這個長度就是所謂的肌肉「固定長度」。肌肉伸展時，肌肉－肌腱連結處就會出現張力，刺激高爾基腱器。

二、讓肌肉保持在伸展狀態，然後主動收縮這條正在伸展的肌肉。例如，你正在伸展膕旁肌，那就試著彎曲膝蓋，啟動膕旁肌。膕旁肌一收縮，就會在肌肉－肌腱連結處形成張力，張力來源有二：肌肉伸展時所產生生物力學上的張力，以及主動收縮同一條肌肉時所產生生理學上的張力。這兩個張力匯聚起來會帶給高爾基腱器更多刺激，進而產生強大的放鬆反應（譯按：這時，肌肉的固定長度被「放長」了）。

高爾基腱器受到刺激，會通知脊髓肌肉張力正在升高，脊髓旋即發號施令，命令肌肉放鬆。基本上，當你把正在伸展的肌肉猛然一縮，就是有意識地短暫違抗脊髓下達的放鬆反應命令。

三、停止收縮正在伸展的肌肉，然後利用剛才放鬆反應所增加的長度，進入更深的體位。務必弄清楚現在要啟動的是協助該條肌肉伸展開來的主動肌。例如你正在伸展膕旁肌，那麼就要收縮股四頭肌，把伸展的肌肉再拉開。這個動作有助於伸展膝關節，因為我們增大了放鬆反應，再加上膕旁肌原本就有的交互抑制作用，兩者合作可使膕旁肌放得更鬆。

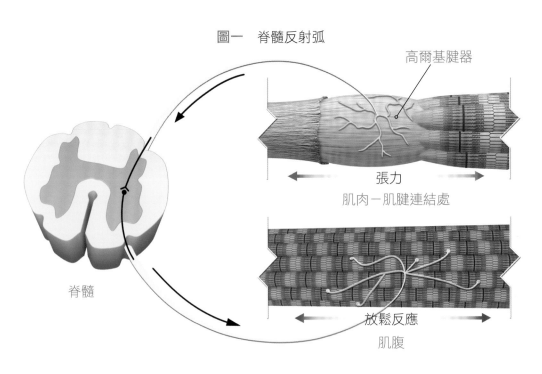

圖一　脊髓反射弧

高爾基腱器

張力

肌肉－肌腱連結處

脊髓

放鬆反應

肌腹

圖二　讓我們把誘發式伸展原則應用在扭轉三角式，以拉長腹
背肌肉。先把手放在足部側面施力，這時手臂就像一根扳手，
經由側推把身體扭轉過來。動作依序如下：前臂旋前（旋前圓
肌、旋前方肌），肘關節伸直（肱三頭肌），從肩膀施力往足
部側面壓（三角肌）。同時，臀部收縮（臀大肌和臀中
肌），後大腿外旋。臀部收縮的訣竅是，後腳足部平貼在
瑜伽墊上，然後試著往後拖，使之遠離前腳。

這一連串動作會把軀幹整個扭轉過來，並伸展軀幹下
側的腹內斜肌和腹直肌，以及軀幹上側的腹外斜
肌、腰方肌和脊椎旋轉肌群，使這些肌肉全都
伸展到其固定長度。

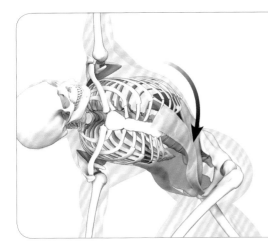

圖三　手推足部側面，後腳旋轉，讓身體保持在伸展姿勢；接下
來嘗試把軀幹轉回正面，解開動作。但因為你的手還推著足部側
面，所以實際上無法解開，不過回轉軀幹的嘗試卻能使腹、背部
肌肉形成等張收縮[5]。當你試著轉回軀幹，施力不宜超過最大力道
的20%。力圖解開的動作會使原本在圖二中的伸展肌群變為收縮
（因此改以藍色標示）。肌群收縮持續五個呼吸，接下來準備要
伸展肌群，進入更深的體位。這就是瑜伽 kriya（行動／行動力）
的例子。

圖四　接著，把放鬆反應所創造出來的鬆弛效果拉開。再
次啟動圖二收縮的肌群，同時放鬆腹部和背部的肌肉。仔
細去感覺身體如何進入更深層的扭轉。

如果把幾個伸展相似肌群的體位動作全部結合起來，這
項技巧就會產生許多變化。例如，我們將於下頁說明如
何利用龜式進行誘發式伸展，以延展背部伸肌。接著，
再利用背部伸肌增加的長度，深化三角前彎式。

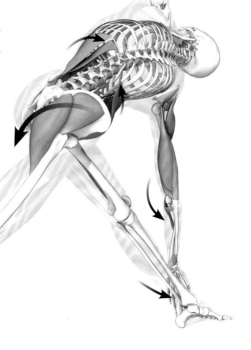

5 譯註：等張收縮（isotonic contraction）和等
長收縮（isometric contraction）的說明，請
參閱本書附錄「專有名詞解釋」。

圖五 練習龜式時，兩隻手臂放在雙腿底下，啟動股四頭肌以伸直膝關節。這個動作會使手臂與軀幹成屈曲，也是讓上肢與下肢連結起來的例子。收縮肱二頭肌，讓肘關節保持微彎，避免過度伸展。

軀幹屈曲，會使豎脊肌和腰方肌伸展到其固定長度，並在肌肉－肌腱連結處形成張力。這是誘發式伸展的第一步。

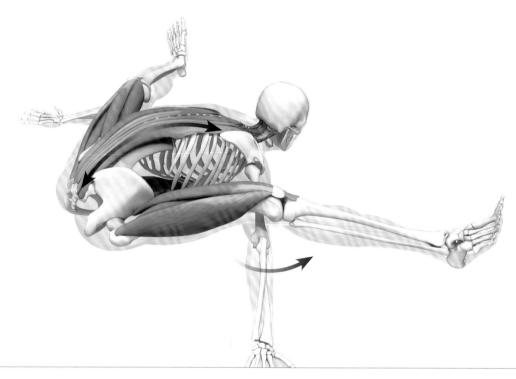

圖六 嘗試把背拱起，讓身體坐起（並啟動股四頭肌保持軀幹屈曲）。這會讓脊椎伸肌離心收縮，進而動員更多高爾基腱器。拱背的嘗試請維持五到八個呼吸，再啟動腹直肌屈曲軀幹（這會形成背部伸肌的交互抑制作用，使之放鬆）。收縮股四頭肌以伸直膝關節，雙臂再往下壓，進入更深的體位。解開動作，在手杖式停留一段時間，透過背部伸肌的和緩收縮來平衡剛才的強力伸展。

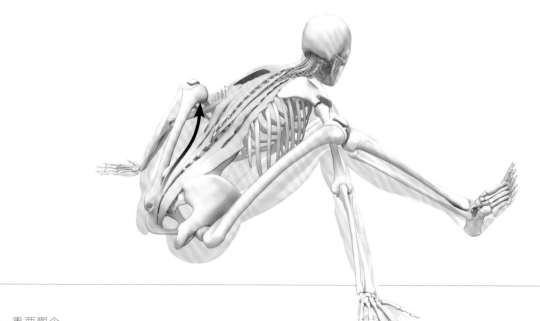

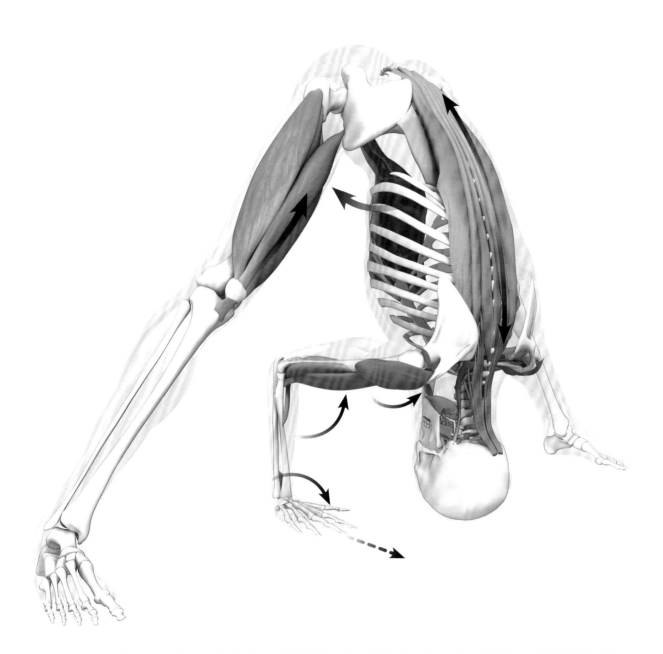

圖七　練習三角前彎式。前臂旋前，掌心壓入瑜伽墊，固定住雙手。接著啟動肱二頭肌，以屈曲肘關節。此時試著把雙手往前「擦」，彷彿你要把兩隻手臂高舉過頭。這個動作會啟動前三角肌。收緊腹部，並且收縮股四頭肌，以伸直膝關節。請仔細觀察，若能事先練習龜式，以誘發式伸展為背部伸肌做準備，那麼當你來到三角前彎式就可以進得更深入。

鎖印瑜伽法則

每個體位都有它獨特的形式與功效。在這個體位收縮的肌肉，到了其他體位可能就是伸展。因此，擁有一張地圖會很有幫助，因為地圖會指引你做到最理想的體位。不過上上之策還是自己培養能力，創造一張你個人的專屬地圖。鎖印瑜伽法則這一節，就是教你怎麼達成這項目標。

每個體位皆由五項要素構成，分別是：關節姿勢、為了完成這些姿勢而收縮的肌肉、為了完成這些姿勢而伸展的肌肉、呼吸以及鎖印。你只要認識了關節姿勢，就可以確認某一條肌肉是原動肌，進而啟動它。原動肌一收縮，便能形塑出某個體位的樣子，然後再利用其他協同肌（synergists）微調姿勢。原動肌既然已經確定了，你自然就曉得應該伸展哪些肌肉。最後再運用生理學技巧，拉長肌肉，增加肌肉的活動度，加深體位。

其次是呼吸。幾乎每個體位都有助於我們擴展胸腔。結合呼吸的輔助肌肉以及橫隔膜的動作，以增加胸廓的容積。這會促進血液含氧量，排除精微體的能量障礙。

鎖印則是最後的畫龍點睛。你只要共同收縮那些形塑關節姿勢的肌群，就能在全身上下創造鎖印。然後，把身體四肢鎖印連結到核心鎖印。這會穩定你的姿勢，使體位法的感受牢牢銘記在心裡。

鎖印瑜伽法則包含五個步驟，這些步驟教你辨識五項要素，解讀所有瑜伽體位。鎖印瑜伽法則是你的引路人，指引你創造一張結合科學與瑜伽的地圖。在這一節，我將以舞王式為範例來講解。

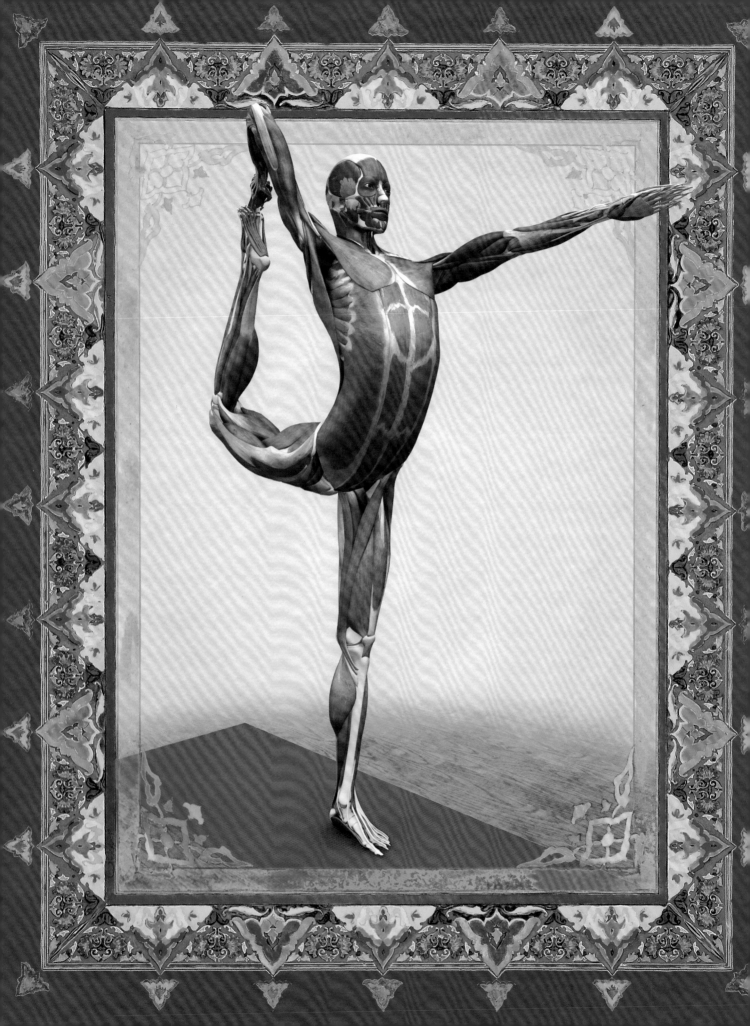

鎖印瑜伽法則

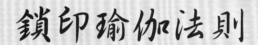

1

確認體位所使用的關節擺位

2

確認體位法中所使用的原動肌。
收縮這些肌肉，讓骨骼穩定，進入正位。

3

確認原動肌對應的拮抗肌。
然後伸展拮抗肌，以創造柔軟度。

4

擴展胸腔

5

創造鎖印

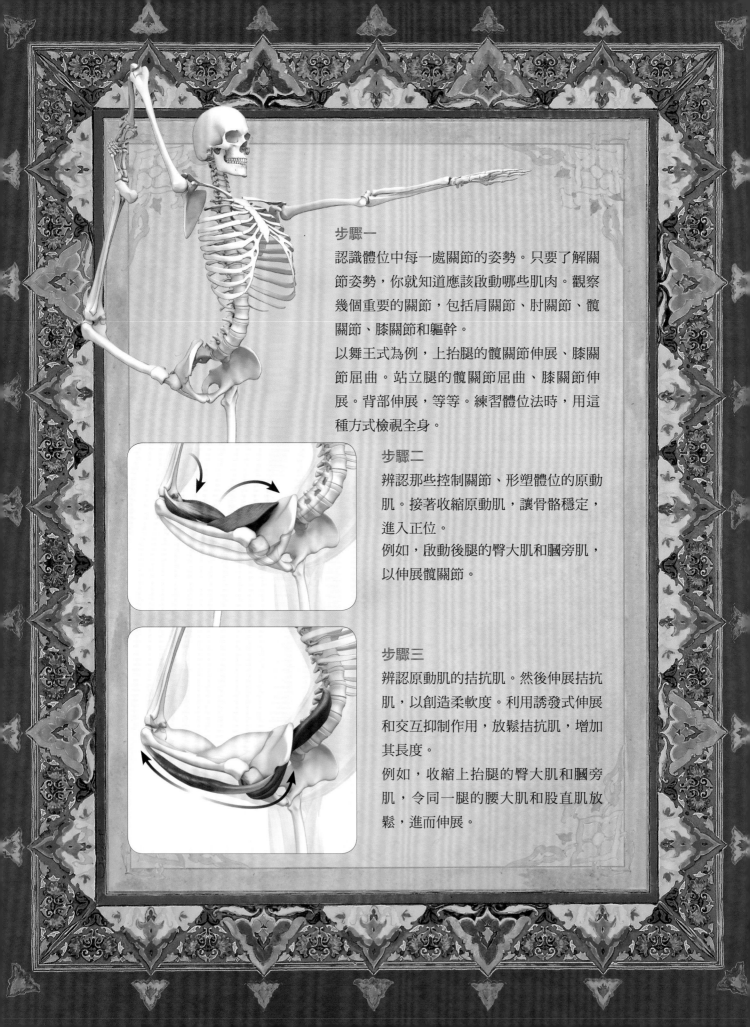

步驟一

認識體位中每一處關節的姿勢。只要了解關節姿勢，你就知道應該啟動哪些肌肉。觀察幾個重要的關節，包括肩關節、肘關節、髖關節、膝關節和軀幹。

以舞王式為例，上抬腿的髖關節伸展、膝關節屈曲。站立腿的髖關節屈曲、膝關節伸展。背部伸展，等等。練習體位法時，用這種方式檢視全身。

步驟二

辨認那些控制關節、形塑體位的原動肌。接著收縮原動肌，讓骨骼穩定，進入正位。

例如，啟動後腿的臀大肌和膕旁肌，以伸展髖關節。

步驟三

辨認原動肌的拮抗肌。然後伸展拮抗肌，以創造柔軟度。利用誘發式伸展和交互抑制作用，放鬆拮抗肌，增加其長度。

例如，收縮上抬腿的臀大肌和膕旁肌，令同一腿的腰大肌和股直肌放鬆，進而伸展。

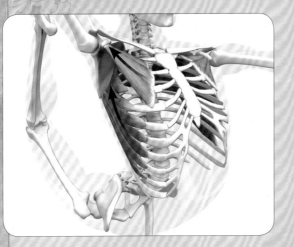

步驟四

擴展胸腔。利用本書介紹的提示，訓練自己獨立啟動呼吸輔助肌群。

例如，把肩胛骨往正中線拉近，接著啟動菱形肌、胸小肌、前鋸肌，把胸腔提起來並擴展。

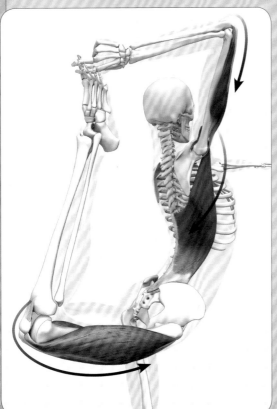

步驟五

創造鎖印。鎖印可以「鎖住」或穩定姿勢，強化肌肉，刺激神經系統。

例如，伸直上抬腿的膝關節和握足手的肘關節，以啟動上抬腿的股四頭肌和握足手的肱三頭肌。手臂往前拉，以啟動背闊肌。然後，在這個姿勢維持一或兩個呼吸，以進入更深的體位。

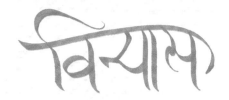

流瑜伽

所謂流瑜伽[7]，是把瑜伽體位一個接著一個串連起來，形成一組流暢的練習順序。流瑜伽以拜日式為基礎，且會一再出現。個別體位則穿插在拜日式基礎體位之間，以增加練習的多樣性。每一回合的串連動作皆以個別體位為主，前後則以基礎體位銜接，作為每回合串連動作的開始與回歸之處。此練習的核心要義，是將呼吸與動作緊密結合。

流瑜伽對身體可帶來不同層次的助益。這種有氧的瑜伽型態，能使肌肉藉由新陳代謝而產生熱量。此時身體表層血管會舒張開來釋放熱量，再加上身體為維持正常體溫而自然排汗，皮膚會顯得健康有光澤，並能排出毒素。在練習中你會流很多汗，記得隨時補充水分，避免脫水。

由於基礎串連動作是不斷重複的，所以會逐漸增加關節的靈活度，增進關節滑液的流動，並讓養分滋潤軟骨組織。肌肉的持續運動則會提高代謝率，讓體溫稍微升高，增加韌帶與肌腱的柔軟度。在串連動作中，肌肉會交替收縮伸展，按壓並延展血管，提高血液流量，心血管的流量也會增加。規律的呼吸能讓橫隔膜來回收縮和放鬆，按摩腹部器官，並提高其功能。利用勝利式呼吸法讓聲音在體內共振，並向外連接到宇宙的振動能量。讓呼吸的聲音成為你練習的背景音樂，就像是海浪溫柔地拍打在岸邊石塊。以這種方式呼吸，最終會成為一種自動延續的規律振動。結合呼吸與肌肉動作，創造出如交響樂般和諧的律動，而這份共鳴將持續到平日生活之中。

流瑜伽可以作為其他練習的暖身，本身也可當做練習的主體。流瑜伽練習可以是多層次的，結合了呼吸、肌肉啟動，以及規律的動作。之後我們將詳述如何平順地從一個體位轉移到另一體位，並使每一回合的動作越來越精準。首先，要讓主要關節的主動肌群暖和起來。這些肌群形塑出該體位大致的外觀。例如在下犬式中，先啟動股四頭肌來打直膝蓋，啟動肱三頭肌來伸展手肘。這動作會伸展拮抗肌，也就是膕旁肌與二頭肌。有意識地收縮關節的原動肌群，在生理上會因交互抑制作用而放鬆拮抗肌。進行練習時，使用其他肌肉來微調姿勢，讓姿勢更精準。下面幾頁則以圖示解說此觀念。

---

7 譯注：Vinyasa Flow ，也稱為 Flow Yoga，本書譯成流瑜伽。Vinyasa 的本意是「連接、串連」，所以 a round of Vinyasa，本書譯為一回合的串連動作，意指個別體位和前後兩次的拜日式基礎動作（如第44頁）。不過有時在課堂上，當你完成一個體位，指導者接著指示說「做一次 Vinyasa」，此時的Vinyasa就單指拜日式基礎體位，以銜接到下一個體位。

串連動作：勝利式呼吸法（喉式呼吸法）
UJJAYI BREATHING

在流瑜伽練習的前幾回合，請把注意力集中在呼吸。有意識地啟動呼吸肌群，讓空氣有效進出肺部，使氧氣進入血液，排出二氧化碳。肺臟中的肺泡像是個小囊袋，其薄膜可分隔微血管中的空氣與血液，進行氣體交換。肺泡本身是有彈性的，在吸氣時會像氣球一樣脹大，吐氣時則會被動壓縮。富含氧氣的血液再由循環系統從肺部送達身體各處，以進行新陳代謝。二氧化碳則是身體組織新陳代謝的副產品，會被運送到肺部，釋放到空氣中。

呼吸的主要肌肉橫隔膜是一張薄薄的、如巨蛋圓頂般的肌肉，分隔了胸腔與腹腔。在吸氣時，橫隔膜會收縮，圓頂會下降變平。這會擴大胸腔體積，讓空氣經由氣管與支氣管進入肺部。橫隔膜是不隨意肌，也就是說，在呼吸時，你不會意識到橫隔膜的收縮。但是你也可以有意識地收縮，這發生在你刻意加深加快呼吸時。吐氣則是被動的動作，由胸腔壁與肺泡的彈性自動縮回而造成。當你吐氣時，橫隔膜會放鬆，回到原本的圓頂形狀，減少胸腔體積。

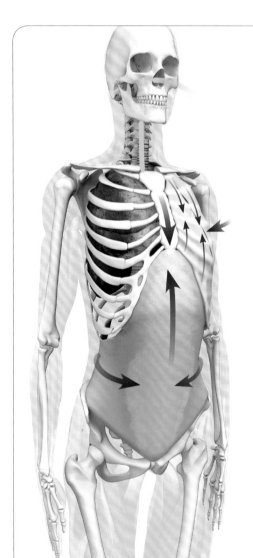

圖一　在練習流瑜伽時，試著讓吐氣更為主動。你可以微微收縮腹部肌肉，啟動腹直肌與腹橫肌。同時也輕輕收縮肋骨與肋骨之間的肌肉，也就是內肋間肌，來收縮胸部。

啟動腹橫肌來增加腹內壓力。這壓力會讓腹內器官提高，抵住橫隔膜，幫助肺部吐氣。收縮內肋間肌可以讓肋骨更為靠近，在吐氣時減少胸腔體積。

要記得，肺部不會完全真空。在肺部有所謂的「剩餘容量」，也就是呼吸系統中無法收縮的器官所占的容量，如氣管和支氣管。收縮腹部與肋間肌肉，可以讓像袋子般有彈性、負責氣體交換的肺部組織多排出一些氣體。在流瑜伽中主動吐氣，可以有效降低剩餘容量，排出更多新陳代謝所產生的二氧化碳。

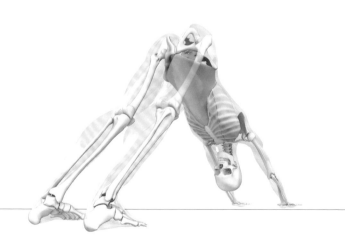

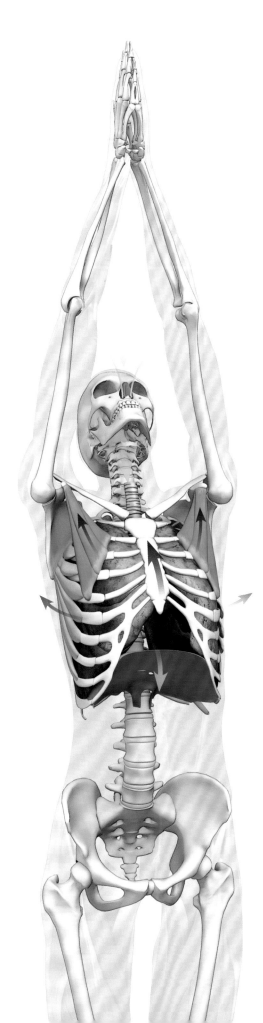

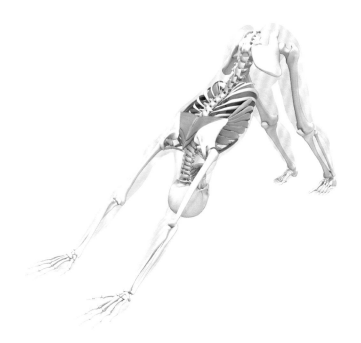

圖二 吸氣主要靠橫膈膜的動作來完成。這片肌肉由膈神經控制，你可以有意識地控制每個呼吸的快慢與深淺，但橫膈膜也能無意識地自動運作。

當身體需要更多氧氣，大腦能徵召呼吸的協同肌來增加換氣量。仔細觀察短跑選手做最後衝刺時，他們會啟動頸部、背部、胸部以及下腹部的肌肉來增加肺部容量。當你的身體需要更多氧氣、有更多二氧化碳得排出時，這些動作就會自動發生。

練習流瑜伽時，你可以練習收縮呼吸的協同肌來增加吸氣的深度。我主要是用菱形肌、胸小肌以及前鋸肌一同完成。首先，啟動菱形肌，讓肩胛往身體正中線靠攏，這動作能讓胸口向前方開展。接著，穩住肩胛，啟動胸小肌與前鋸肌，將胸口向上向外開展。單獨啟動胸小肌的要領在於，你可以想像要讓肩膀前旋，但同時背後的菱形肌持續啟動，避免肩膀移動。因此，胸小肌的肌肉收縮力道會傳遞到在胸廓上的肌肉起端，而將胸廓抬高。要啟動前鋸肌，你可以想像用手向前，把門推開的感覺。注意這個動作會如何擴展胸口。

一開始，你可能很難感覺到前鋸肌與胸小肌的存在。所以我建議，剛開始練習時別想太多，前幾回都只是簡單地把動作帶過，就像是素描時先打草稿一樣。接著就別想它。在你剩餘的練習中只想著深深呼吸。在每回練習之間，你的無意識腦會回報你的努力，並形成神經迴路，讓你更有效率地啟動這些呼吸協同肌。記得，千萬別努力過頭，但也絕對不要放棄。

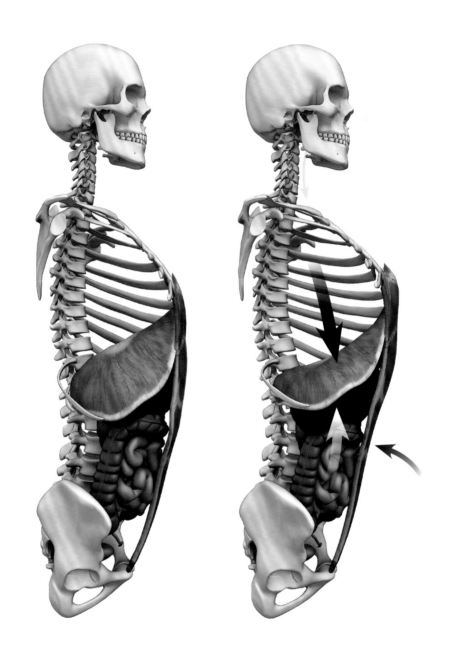

圖三 收縮下腹時，會在橫膈膜造成向上的壓力，同樣，規律地收縮拉平橫膈膜時，也會壓迫並按摩下腹中的器官。接著，當橫膈膜放鬆，回到它的圓頂形狀時，下腹器官會被向上抬起。這會在肝臟及脾臟，在充滿血液的血管竇中，形成幫浦般的運動，促進臟器

循環，並讓血液排毒。這也會按摩腸道周圍的淋巴系統，可活化免疫系統，還能促進腸胃消化與排泄。

在流瑜伽練習中，微微收緊下腹肌肉，可同時提高腹腔內部壓力。升高的腹內壓力會對橫膈膜形成抗力，在拉平時進行收縮，進而鍛鍊到橫膈膜。

圖四　聲門位於咽部與氣管之間，是兩瓣聲帶圍繞著的開口。收縮聲帶肌肉，你就能縮小這個開口。開口縮小時能擾動通過的氣流，發出勝利式呼吸法的特殊聲音。這聲音會在胸腔中共振，如同喇叭音箱的作用。勝利式呼吸法的規律聲音令人想起海灘上波浪聲（所以有時稱作「海洋般的呼吸」）。

當空氣通過鼻竇和咽喉與充滿血液的黏膜接觸，會變得更溫暖。在聲門處造成氣流擾動，能讓空氣有更多時間接觸黏膜，進一步提高溫度。這是能量呼吸法（pranayama）的基礎之一。

最後，採用勝利式呼吸法練習瑜伽，還有一個生物力學上的益處。將聲門開口變窄，能夠增加氣流進入肺部時的阻力，所以橫膈膜得多出點力才能吸入空氣，增加鍛鍊這塊肌肉的機會。瑜伽的呼吸方式對強化橫膈膜有許多益處，在日常生活中，你也會感受到呼吸變得更輕盈容易。

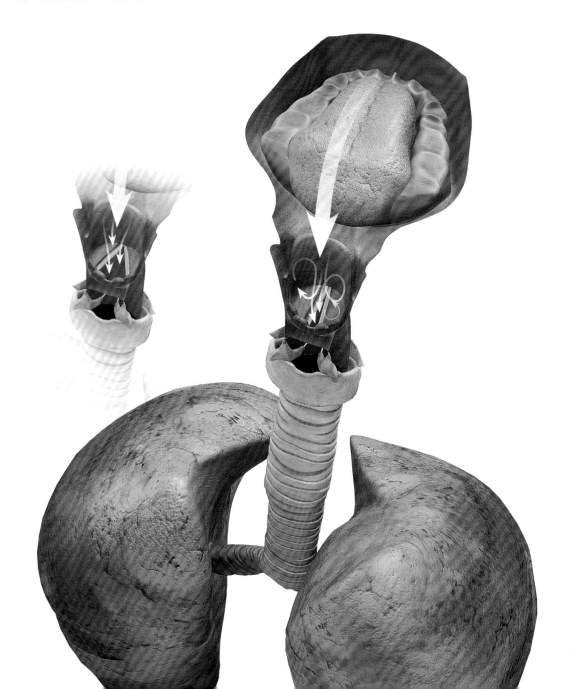

基礎體位：山式
TADASANA

接下來幾頁，我們用圖說的方式向你解釋在每一回合的流瑜伽練習裡，可以分別啟動哪些重點肌群。每做完一回合，身體會比前一回合更加暖和，動作就可以慢慢加深。接著，按照每一回合所提示的重點肌群去調整姿勢，你可以一步步修正體位。以下圖片的編號，代表該回合所要注意的重點肌群[8]。

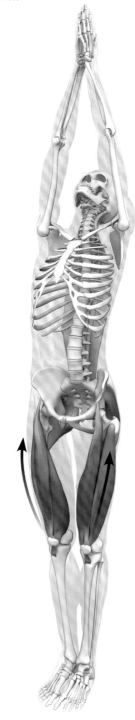

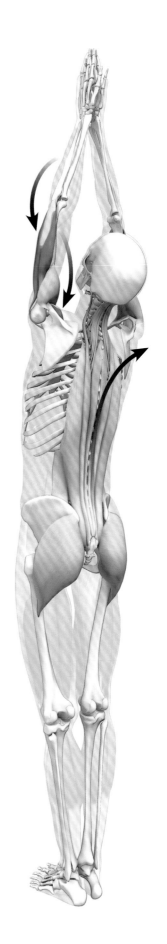

◀ **圖一**　先收縮股四頭肌。這個動作的要領是，膝蓋骨上提，膝關節打直。

▶ **圖二**　接著啟動臀大肌、豎脊肌和腰方肌來挺起背部，讓下背部微微後彎。啟動前三角肌，抬高手臂。當手臂往上舉，你可以感覺到肩膀前面這些肌群的收縮。啟動肱三頭肌，以伸直肘關節。肱三頭肌的長頭也會讓肩胛骨旋轉。啟動這塊肌肉能讓你把手臂抬得更高。

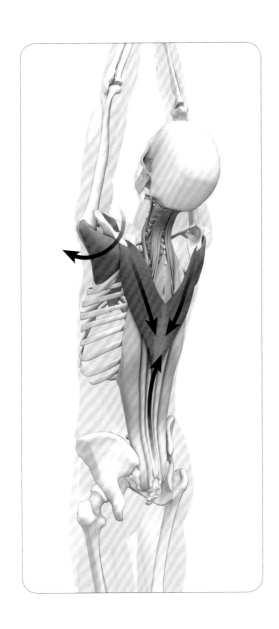

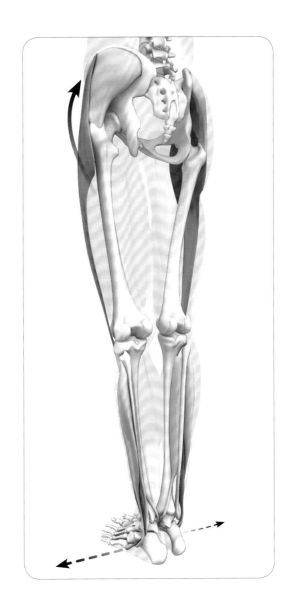

▲ 圖四　收縮位於小腿外側的腓骨長、短肌，把蹠球踩入墊子。試著把足部往左右兩側拉開。由於瑜伽墊的阻力，你的腳其實不會移動。這個讓足部外展的要領，能啟動位於臀部側邊的闊筋膜張肌和臀中肌。這些肌肉也會內旋大腿，讓股骨朝內，使膝蓋骨面向正前方。

▶ 圖三　收縮斜方肌下三分之一處，讓肩膀遠離耳朵，放鬆頸部。用圖片幫助你觀想這條肌肉。啟動旋轉肌群當中的棘下肌與小圓肌，以外旋肩關節。

8 譯注：第一回合，注意的是山式圖一的重點；第二回合，注意的是山式圖二的重點；以下以此類推。

基礎體位：前彎式
UTTANASANA

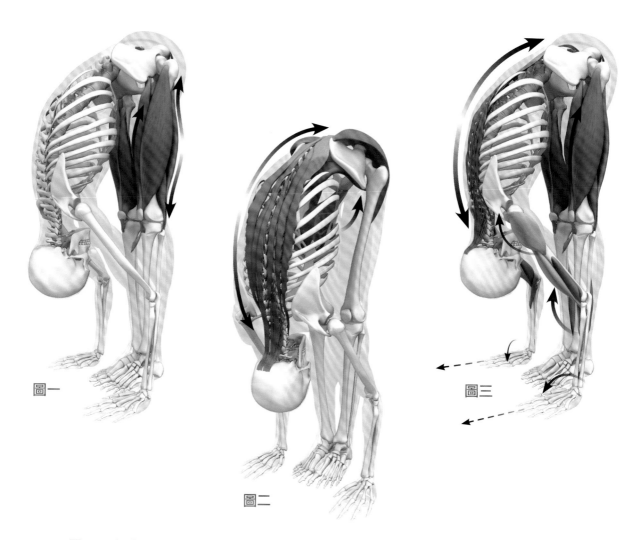

圖一

圖二

圖三

圖一 身體前彎時，啟動股四頭肌。訓練自己在進入該體位的過程中，逐漸增加肌肉的收縮強度。這個動作可以伸直膝關節，伸展膕旁肌。啟動股四頭肌也會在大腿後側的膕旁肌上發生交互抑制作用，有助於膕旁肌放鬆，進入伸展。

圖二 在第二回合時，啟動髖屈肌（腰大肌及其協同肌）和腹肌，以屈曲髖關節，將軀幹向前彎。試著用軀幹夾緊大腿，以收縮腰大肌。啟動這些肌肉可以放鬆臀大肌、豎脊肌和腰方肌，進入伸展。

圖三 食指根部的指球往下壓，把手穩穩固定在瑜伽墊上。收縮前三角肌和肱二頭肌，雙手往前拖，往遠離足部的方向施力。由於雙手已固定住，所以實際上並不會移動，不過收縮的肌肉能把軀幹屈曲得更深，更進入前彎動作。體位加深時，你可以啟動股四頭肌，以創造鎖印。如此一來，膕旁肌會因交互抑制作用而放鬆，進入伸展。

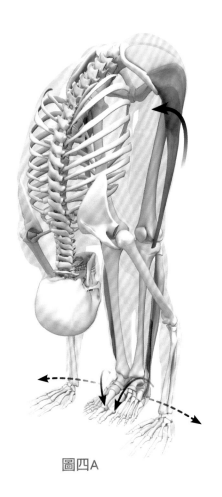

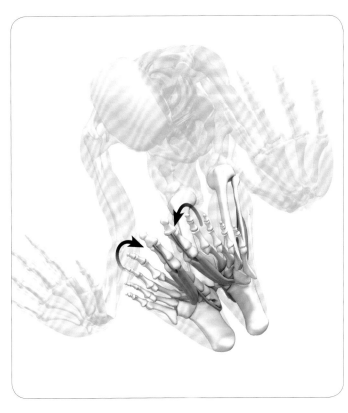

圖四A

圖四B

圖四A　在這一回合中，啟動小腿側面的腓骨肌，把蹠球壓入瑜伽墊。試著把雙腳往左右兩側拖開，以此啟動闊筋膜張肌與臀中肌。這個要領可以內旋大腿，使膝蓋骨面向正前方。

圖四B　練習前彎時，骨盆很容易向後方偏移。你可以用大拇趾的趾腹往下踩，以抵抗骨盆的偏移。這會啟動大拇趾的屈曲肌。注意觀察這個動作如何把骨盆往前帶，使之回到踝關節正上方的正位。

基礎體位：鱷魚式
CHATURANGA DANDASANA

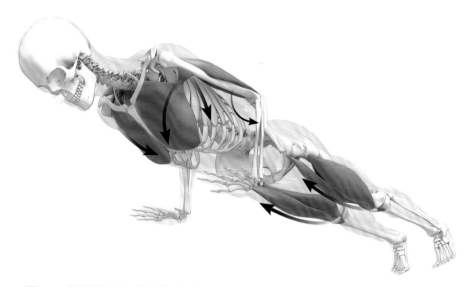

▲ 圖一　我們通常會往後走或跳，從前彎式進入鱷魚式。下降時身體先放鬆，到了最後一刻才啟動胸大肌，讓上半身跟地板保持距離。啟動胸大肌的要領是，試著把肘關節往身體靠攏。同時，啟動前鋸肌穩定肩胛骨，避免肩胛骨形成「展翅」的動作，往上凸出遠離背部[9]。用這張圖片幫助你觀想前鋸肌收縮。啟動肱三頭肌，藉此支撐肘關節。如此可避免手肘彎曲超過 90 度，並讓前臂與地板保持垂直。啟動股四頭肌以伸直膝關節，啟動的要領是，將膝蓋骨往骨盆方向提。

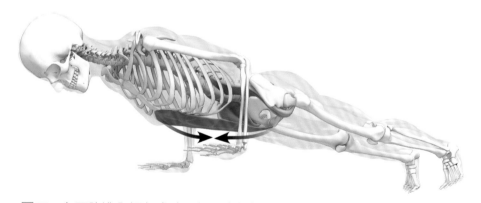

▲ 圖二　在下降進入鱷魚式時，如果腹部核心力量不足，身體中段可能會往下掉。要事先考慮到這點，並預做準備。從前彎往後跳的時候，身體保持放鬆，接著在身體往下掉之前啟動腹直肌與腰大肌，撐起軀幹的中段與骨盆，讓它像塊板子，保持水平。

---

9 譯注：臨床上，肩胛骨異常凸出的情況又叫作天使翼（scapular winging）。

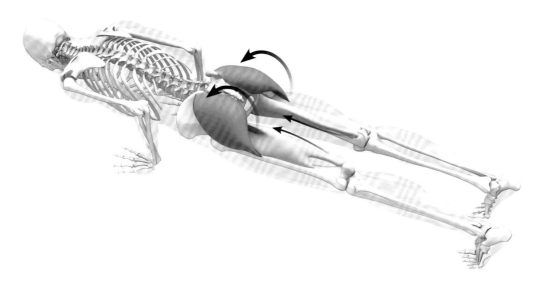

▲ 圖三 啟動臀大肌，以伸展髖關節，藉此平衡腰大肌屈曲髖關節的動作。這會在骨盆周圍形成互抗的力量，創造出鎖印。啟動內收大肌來協助臀大肌，因為內收大肌除了拉近雙腳，也可伸展髖關節。啟動內收大肌的要領是，兩腿試著輕輕夾緊。

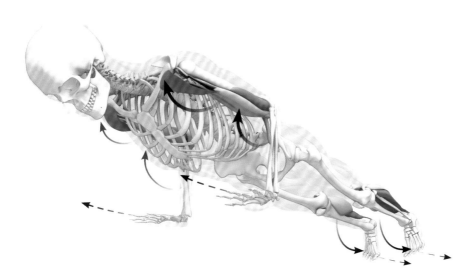

▲ 圖四 串連動作幾趟練習下來，你身體已經舒展開來，現在試著把手掌往前「擦」，同時足部往後壓（你的腳彷彿踩在起跑器上準備起跑）。把食指指球壓入瑜伽墊，藉此啟動前臂的旋前圓肌與旋前方肌。接著，嘗試彎曲肘關節，把手掌往前擦，以啟動肱二頭肌、肱肌和前三角肌。你的手肘和手掌實際上不會動，但這些肌肉收縮的力量可以穩定肩膀和上肢。足部向後推，可啟動小腿肚的腓腸肌與比目魚肌，以穩定踝關節。手往前擦、足往後推，這兩個動作的整體效果能在全身創造鎖印，有助於穩定姿勢。

基礎體位：上犬式
URDHVA MUKHA SVANASANA

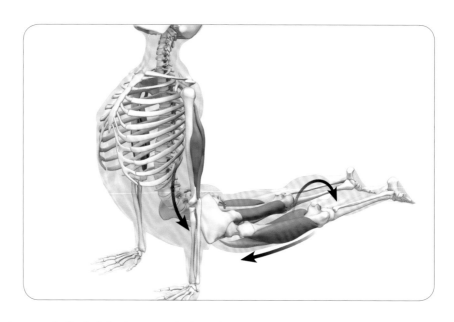

▲ 圖一　啟動手臂的肱三頭肌和大腿的股四頭肌，以伸直肘關節並伸展膝關節，先進入上犬式的大致姿勢。

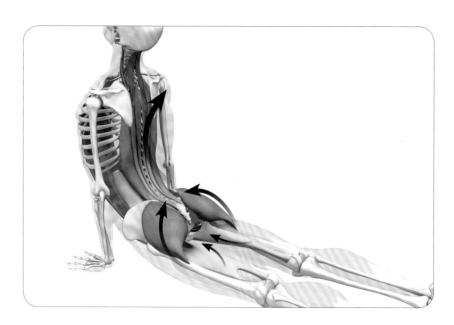

▲ 圖二　在第二回合時，收緊臀部，以啟動臀大肌。這會伸展髖關節，同時也透過交互抑制作用命令髖屈肌（腰大肌及其協同肌）放鬆。此外，還要啟動內收大肌，這是臀大肌的協同肌，有助於伸展髖關節。啟動內收大肌的要領是，雙腿輕輕向內夾緊。
接著，將注意力往上移到背部，進入軀幹內部：收縮脊椎伸展肌群，包含豎脊肌和腰方肌。這些肌肉一啟動，軀幹前側就會產生交互抑制作用，使腹肌放鬆，進入伸展。

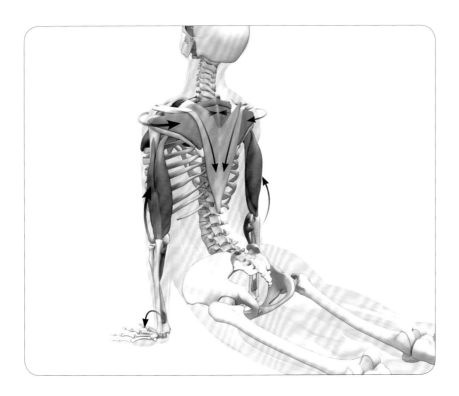

▲ 圖三　現在，把注意力集中在手臂與肩膀。把食指底部的指球壓進瑜伽墊，藉此啟動旋前圓肌與旋前方肌。再把注意力移到手臂後面，啟動肱三頭肌來打直肘關節。接著，啟動旋轉肌群裡的棘下肌與小圓肌，外旋上臂。以這種方式訓練整隻手臂，就可以結合前臂內旋和上臂外旋這兩股對立的力量。兩個動作一結合，手臂就會形成螺旋鎖印，變得十分穩固。

啟動菱形肌與斜方肌下三分之一段來完成這一回合，使肩胛骨往身體正中線集中、往下背拉。這個動作會擴展胸口，釋放頸部壓力。

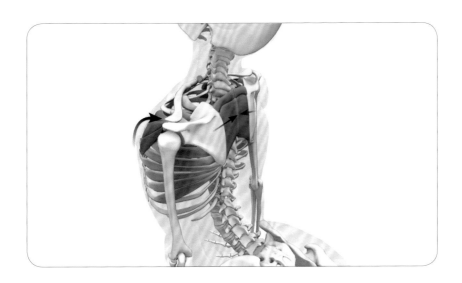

▲ 圖四　最後，用呼吸輔助肌擴張胸廓。以菱形肌固定肩胛骨的位置，接著用胸小肌將胸廓往上提，並用前鋸肌使胸口向外擴展。這些肌肉能幫助你在進入上犬式時深深地吸氣。

基礎體位：下犬式
ADHO MUKHA SVANASANA

放鬆身體，在下犬式中深呼吸五次，每一回呼吸時，依照下圖來訓練身體不同部位。

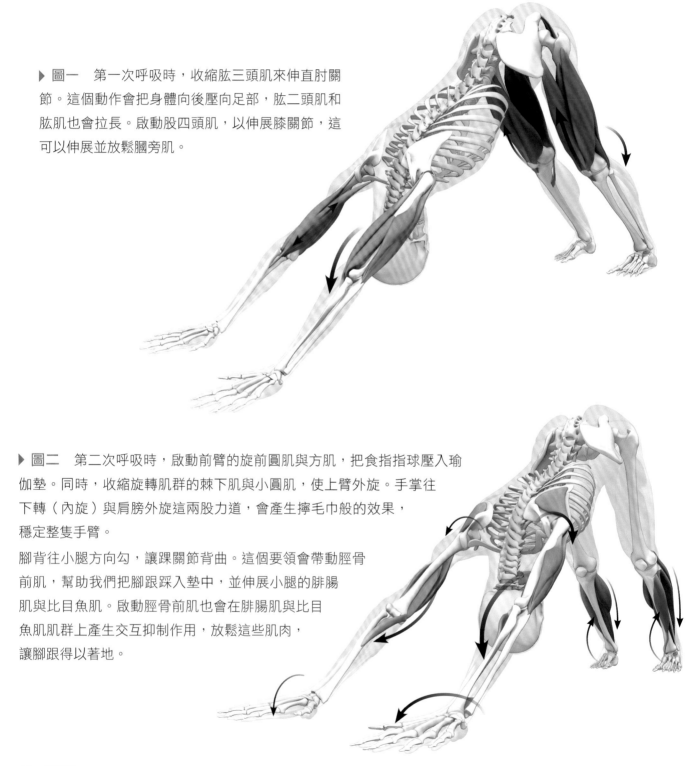

▶ 圖一　第一次呼吸時，收縮肱三頭肌來伸直肘關節。這個動作會把身體向後壓向足部，肱二頭肌和肱肌也會拉長。啟動股四頭肌，以伸展膝關節，這可以伸展並放鬆膕旁肌。

▶ 圖二　第二次呼吸時，啟動前臂的旋前圓肌與方肌，把食指指球壓入瑜伽墊。同時，收縮旋轉肌群的棘下肌與小圓肌，使上臂外旋。手掌往下轉（內旋）與肩膀外旋這兩股力道，會產生擰毛巾般的效果，穩定整隻手臂。

腳背往小腿方向勾，讓踝關節背曲。這個要領會帶動脛骨前肌，幫助我們把腳跟踩入墊中，並伸展小腿的腓腸肌與比目魚肌。啟動脛骨前肌也會在腓腸肌與比目魚肌肌群上產生交互抑制作用，放鬆這些肌肉，讓腳跟得以著地。

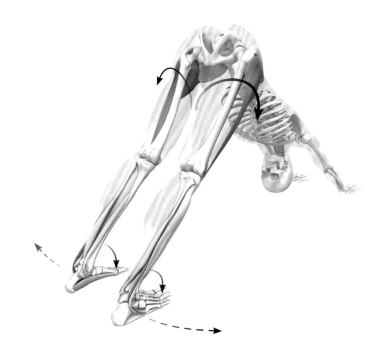

▲圖三　第三次呼吸時，把蹠球踩入瑜伽墊，以啟動小腿兩側的腓骨長肌與短肌。接著，試著把足部向外拖，彼此分開。你的足部還是會停留在原位，但這個要領能啟動髖關節兩側的外展肌，也就是臀中肌與闊筋膜張肌。這些肌肉自髂嵴為起端，所以收縮這些肌肉能拉開髂嵴，放鬆薦髂關節，讓薦骨能夠前傾。這個動作又稱為薦骨前傾[10]。注意這動作是如何加深姿勢。這些主要的髖外展肌也會讓大腿內旋。收縮這些肌肉，讓股骨微微旋轉，把膝蓋骨帶向正前方。

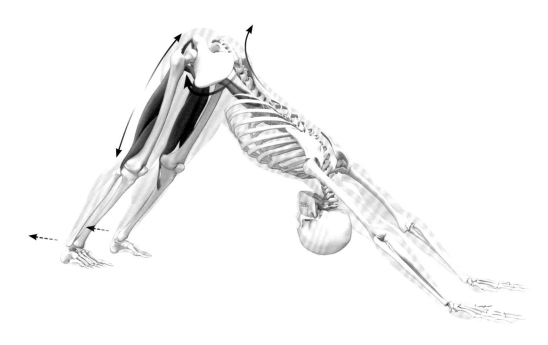

▲圖四　最後，請收縮腰方肌與豎脊肌，來伸展腰椎與腰大肌，好讓髖關節屈曲。這些肌肉也會讓骨盆前傾。讓下背後彎，骨盆前傾，並且屈曲髖關節，這些動作都會讓坐骨向上抬高。此處也是膕旁肌的起端，抬高坐骨會伸展到膕旁肌。同時，啟動股四頭肌，在膕旁肌上產生交互抑制作用，好放鬆膕旁肌，進入這個姿勢的最後部分。

---

10 譯註：Sacrum nutation 是指薦骨相對於兩邊髂骨向前傾幾度的動作，動作幅度不大。Nutation 的拉丁原文意指點頭 nodding。

基礎體位：跳躍穿越
JUMPING THROUGH

我們可以改變上述的基礎串連動作，來配合其他坐姿或仰躺體位，例如坐姿前彎或後彎等等。在這情況下，我們不是回到原本串連動作的山式站姿，而是用走或用跳的，穿過雙臂之間，進入手杖式。要完成這個動作，你得訓練上半身、軀幹以及骨盆肌群。你也可以用瑜伽磚，增加抬高身體時所需的高度。

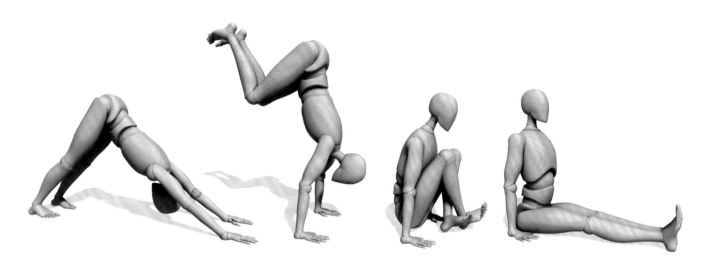

▲ 圖一　上圖是整組動作的概觀。從下犬式跳起，抬高腿部，收縮髖伸肌與背伸肌群（也就是臀大肌與腰方肌）使下背部微微後彎。這是讓軀幹高過肩膀的關鍵。這些肌肉有助於產生一股衝力，對這個技巧十分重要。軀幹與骨盆一旦抬高，接著就屈曲髖關節，把雙腿穿過雙臂之間。

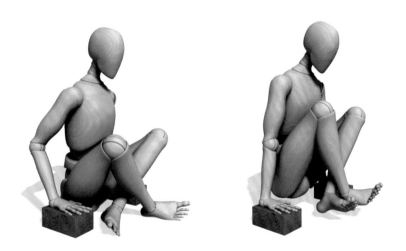

▲ 圖二　你可以用瑜伽磚來增加高度，感受用手臂抬高身體的感覺。剛開始時，你可能得把足部放在地上，這不要緊，因為如此也能夠鍛鍊到肌力，之後你就能把雙腿提離地面了。

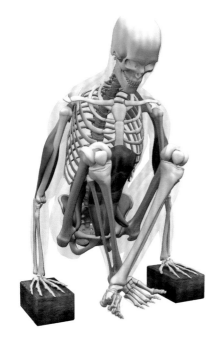

圖三　當你的手臂越來越強壯，能將軀幹提離地面之後，試著加入髖屈肌與腹直肌來抬高腿部。啟動這些肌肉來屈曲髖關節與軀幹。同時，穩定地收縮三頭肌，伸展手肘。雙手推向地板或瑜伽磚。啟動斜方肌的下方三分之一處，讓肩膀向骨盆方向下降。肩膀下沉，同時手肘打直，雙手穩穩固定在墊上，便能將身體抬高。

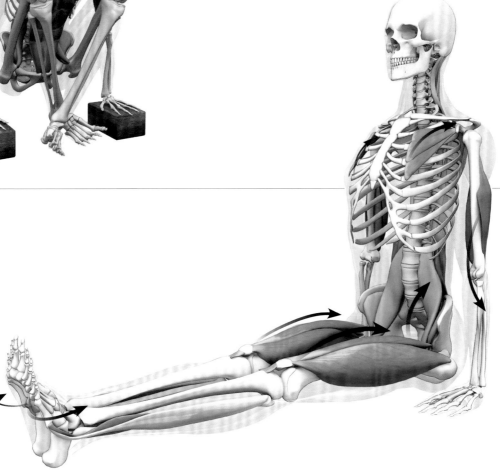

圖四　用走或跳的方式進入手杖式。進入手杖式之後，主動啟動股四頭肌將膝關節打直。你的腳板很容易形成「刀腳」，也就是腳掌內翻。要避免這動作，讓腳底板向外打開，微微外翻踝關節。這個要訣會讓小腿外側的腓骨肌收縮。接著，讓腳趾向軀幹方向後勾，以啟動伸趾肌群。外翻踝關節和伸展腳趾這兩個動作能打開腳底板。啟動脛骨後肌來平衡這個動作，穩定小腿骨。這動作會讓踝關節內翻，並讓足弓回復曲線，充滿活力。

再把注意力向上移，來到髖關節，啟動腰大肌來屈曲髖關節。腰大肌會與背後的腰方肌協同作用，讓下背提高並微微後彎。用肱三頭肌伸展手肘，讓雙手下壓。收縮前臂的旋前肌，讓手掌食指側壓入瑜伽墊，再將重量平均分配到手掌上。

最後，在你吸氣時，啟動菱形肌，讓肩胛靠向身體正中線，胸口向前敞開。接著收縮胸小肌與前鋸肌，抬高並擴展胸廓。

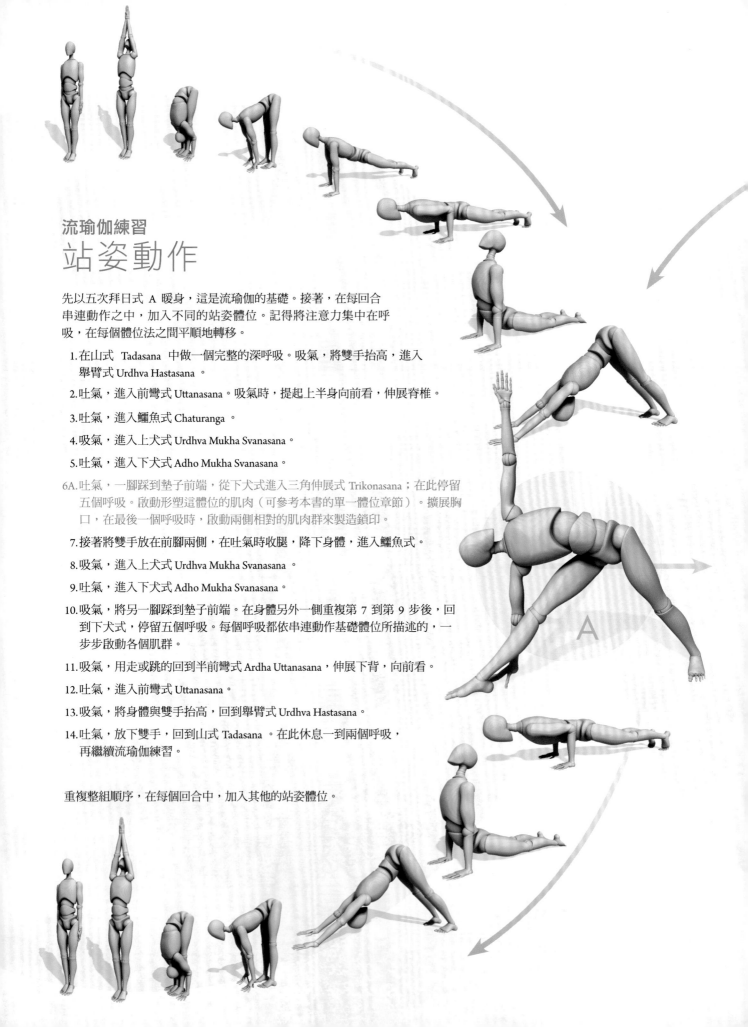

流瑜伽練習
站姿動作

先以五次拜日式 A 暖身，這是流瑜伽的基礎。接著，在每回合串連動作之中，加入不同的站姿體位。記得將注意力集中在呼吸，在每個體位法之間平順地轉移。

1. 在山式 Tadasana 中做一個完整的深呼吸。吸氣，將雙手抬高，進入舉臂式 Urdhva Hastasana 。

2. 吐氣，進入前彎式 Uttanasana。吸氣時，提起上半身向前看，伸展脊椎。

3. 吐氣，進入鱷魚式 Chaturanga 。

4. 吸氣，進入上犬式 Urdhva Mukha Svanasana。

5. 吐氣，進入下犬式 Adho Mukha Svanasana。

6A. 吐氣，一腳踩到墊子前端，從下犬式進入三角伸展式 Trikonasana；在此停留五個呼吸。啟動形塑這體位的肌肉（可參考本書的單一體位章節）。擴展胸口，在最後一個呼吸時，啟動兩側相對的肌肉群來製造鎖印。

7. 接著將雙手放在前腳兩側，在吐氣時收腿，降下身體，進入鱷魚式。

8. 吸氣，進入上犬式 Urdhva Mukha Svanasana。

9. 吐氣，進入下犬式 Adho Mukha Svanasana。

10. 吸氣，將另一腳踩到墊子前端。在身體另外一側重複第 7 到第 9 步後，回到下犬式，停留五個呼吸。每個呼吸都依串連動作基礎體位所描述的，一步步啟動各個肌群。

11. 吸氣，用走或跳的回到半前彎式 Ardha Uttanasana，伸展下背，向前看。

12. 吐氣，進入前彎式 Uttanasana。

13. 吸氣，將身體與雙手抬高，回到舉臂式 Urdhva Hastasana。

14. 吐氣，放下雙手，回到山式 Tadasana 。在此休息一到兩個呼吸，再繼續流瑜伽練習。

重複整組順序，在每個回合中，加入其他的站姿體位。

A

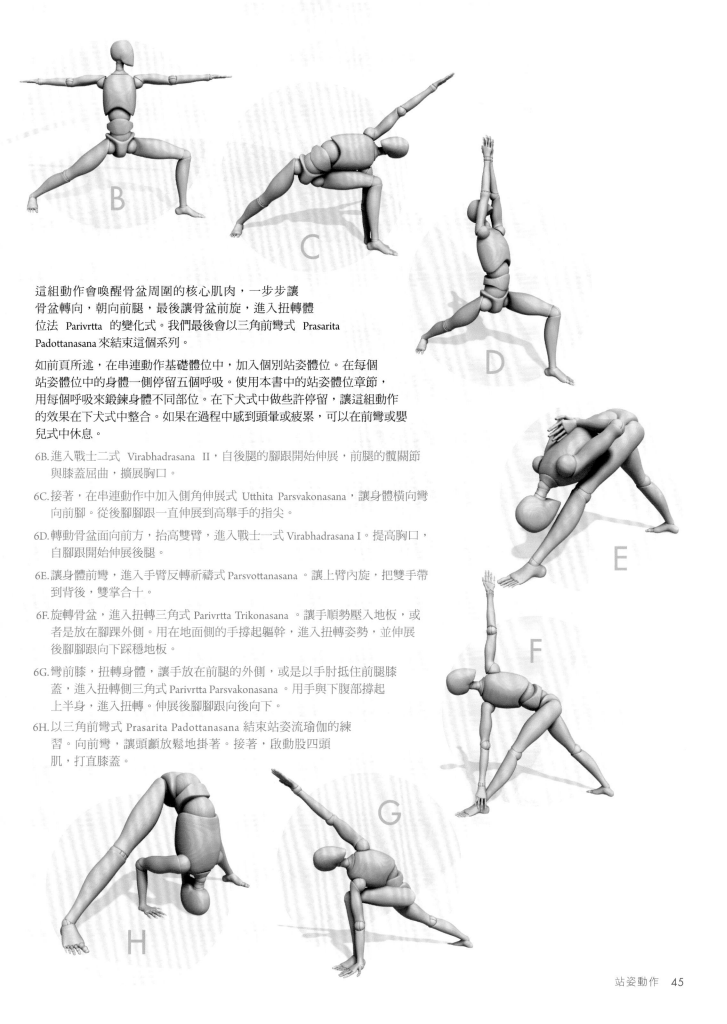

這組動作會喚醒骨盆周圍的核心肌肉，一步步讓骨盆轉向，朝向前腿，最後讓骨盆前旋，進入扭轉體位法 Parivrtta 的變化式。我們最後會以三角前彎式 Prasarita Padottanasana 來結束這個系列。

如前頁所述，在串連動作基礎體位中，加入個別站姿體位。在每個站姿體位中的身體一側停留五個呼吸。使用本書中的站姿體位章節，用每個呼吸來鍛鍊身體不同部位。在下犬式中做些許停留，讓這組動作的效果在下犬式中整合。如果在過程中感到頭暈或疲累，可以在前彎或嬰兒式中休息。

6B.進入戰士二式 Virabhadrasana II，自後腿的腳跟開始伸展，前腿的髖關節與膝蓋屈曲，擴展胸口。

6C.接著，在串連動作中加入側角伸展式 Utthita Parsvakonasana，讓身體橫向彎向前腳。從後腳腳跟一直伸展到高舉手的指尖。

6D.轉動骨盆面向前方，抬高雙臂，進入戰士一式 Virabhadrasana I。提高胸口，自腳跟開始伸展後腿。

6E.讓身體前彎，進入手臂反轉祈禱式 Parsvottanasana。讓上臂內旋，把雙手帶到背後，雙掌合十。

6F.旋轉骨盆，進入扭轉三角式 Parivrtta Trikonasana。讓手順勢壓入地板，或者是放在腳踝外側。用在地面側的手撐起軀幹，進入扭轉姿勢，並伸展後腳腳跟向下踩穩地板。

6G.彎前膝，扭轉身體，讓手放在前腿的外側，或是以手肘抵住前腿膝蓋，進入扭轉側三角式 Parivrtta Parsvakonasana。用手與下腹部撐起上半身，進入扭轉。伸展後腳腳跟向後向下。

6H.以三角前彎式 Prasarita Padottanasana 結束站姿流瑜伽的練習。向前彎，讓頭顱放鬆地掛著。接著，啟動股四頭肌，打直膝蓋。

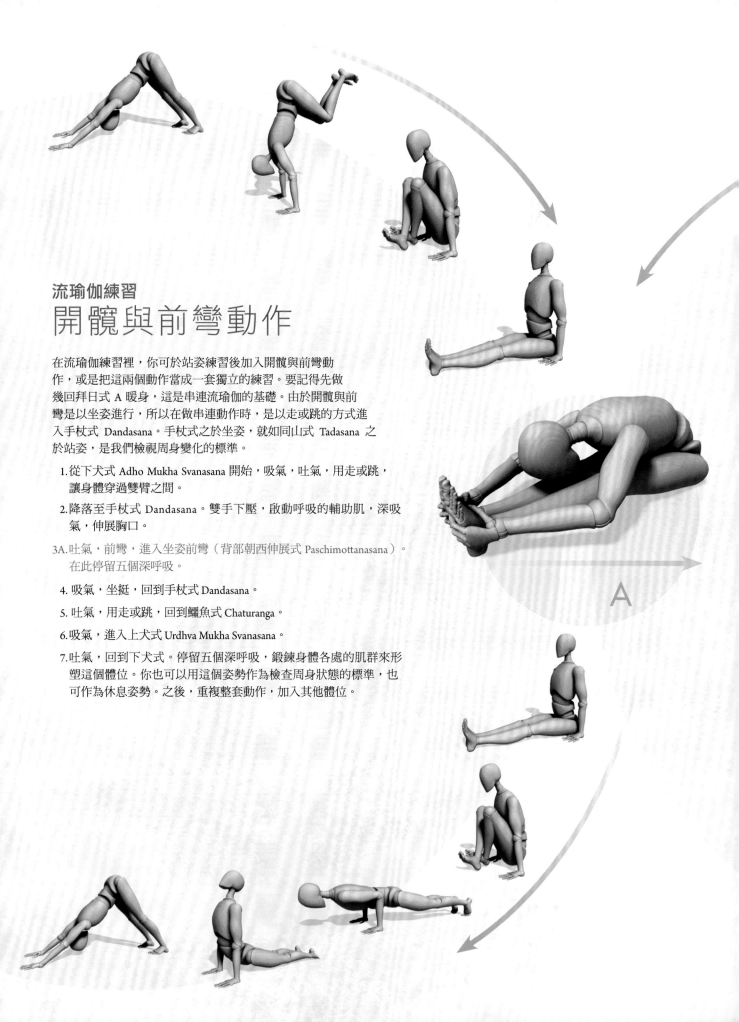

流瑜伽練習
開髖與前彎動作

在流瑜伽練習裡，你可於站姿練習後加入開髖與前彎動作，或是把這兩個動作當成一套獨立的練習。要記得先做幾回拜日式 A 暖身，這是串連流瑜伽的基礎。由於開髖與前彎是以坐姿進行，所以在做串連動作時，是以走或跳的方式進入手杖式 Dandasana。手杖式之於坐姿，就如同山式 Tadasana 之於站姿，是我們檢視周身變化的標準。

1. 從下犬式 Adho Mukha Svanasana 開始，吸氣，吐氣，用走或跳，讓身體穿過雙臂之間。

2. 降落至手杖式 Dandasana。雙手下壓，啟動呼吸的輔助肌，深吸氣，伸展胸口。

3A. 吐氣，前彎，進入坐姿前彎（背部朝西伸展式 Paschimottanasana）。在此停留五個深呼吸。

4. 吸氣，坐挺，回到手杖式 Dandasana。

5. 吐氣，用走或跳，回到鱷魚式 Chaturanga。

6. 吸氣，進入上犬式 Urdhva Mukha Svanasana。

7. 吐氣，回到下犬式。停留五個深呼吸，鍛鍊身體各處的肌群來形塑這個體位。你也可以用這個姿勢作為檢查周身狀態的標準，也可作為休息姿勢。之後，重複整套動作，加入其他體位。

A

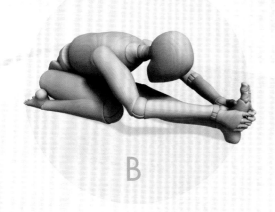

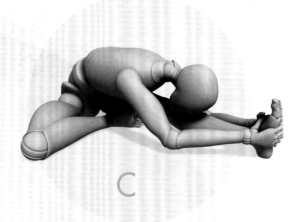

B

C

在這個系列動作中，我們由前彎開始，以開髖動
作結束。將每個體位加入串連動作，停留五個深呼
吸，一如前頁所述坐姿前彎的順序。

3B. 進入單腿跪伸展式 Triang Mukhaikapada Paschimottanasana，一膝
關節彎曲，另一膝關節打直。這是個非對稱姿勢，所以身體會容
易倒向伸直腿一側。啟動肌肉把身體拉回彎曲腿側以保持平衡。在
另一側重複這動作。

3C. 將一側髖關節屈曲、外展並且外旋，彎曲膝蓋，進入頭碰膝式 JanuS-
irsasana。伸展另一側膝關節，身體向前抓住足部。

3D. 將兩側髖關節屈曲、外展並且外旋，進入束角式 Baddha Konasana。讓
小腿緊壓大腿，以屈曲膝關節。

3E. 雙腿張開，身體向前用手抓住雙足，進入坐角式 Upavistha Konasana。

3F. 以龜式 Kurmasana 結束整個流程，讓雙臂穿過雙膝或大腿，軀幹向前
屈曲。

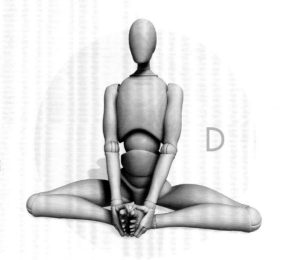

D

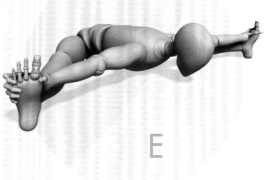

E

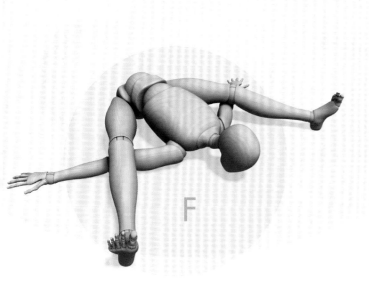

F

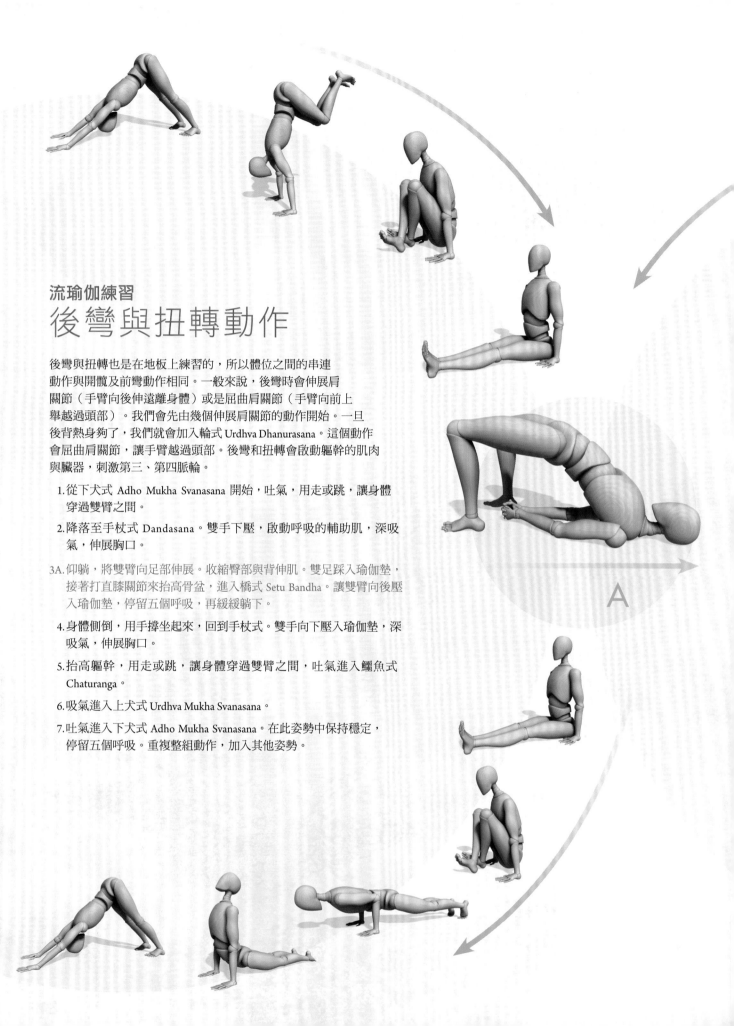

流瑜伽練習
後彎與扭轉動作

後彎與扭轉也是在地板上練習的,所以體位之間的串連
動作與開髖及前彎動作相同。一般來說,後彎時會伸展肩
關節(手臂向後伸遠離身體)或是屈曲肩關節(手臂向前上
舉越過頭部)。我們會先由幾個伸展肩關節的動作開始。一旦
後背熱身夠了,我們就會加入輪式 Urdhva Dhanurasana。這個動作
會屈曲肩關節,讓手臂越過頭部。後彎和扭轉會啟動軀幹的肌肉
與臟器,刺激第三、第四脈輪。

1. 從下犬式 Adho Mukha Svanasana 開始,吐氣,用走或跳,讓身體
   穿過雙臂之間。

2. 降落至手杖式 Dandasana。雙手下壓,啟動呼吸的輔助肌,深吸
   氣,伸展胸口。

3A. 仰躺,將雙臂向足部伸展。收縮臀部與背伸肌。雙足踩入瑜伽墊,
   接著打直膝關節來抬高骨盆,進入橋式 Setu Bandha。讓雙臂向後壓
   入瑜伽墊,停留五個呼吸,再緩緩躺下。

4. 身體側倒,用手撐坐起來,回到手杖式。雙手向下壓入瑜伽墊,深
   吸氣,伸展胸口。

5. 抬高軀幹,用走或跳,讓身體穿過雙臂之間,吐氣進入鱷魚式
   Chaturanga。

6. 吸氣進入上犬式 Urdhva Mukha Svanasana。

7. 吐氣進入下犬式 Adho Mukha Svanasana。在此姿勢中保持穩定,
   停留五個呼吸。重複整組動作,加入其他姿勢。

A

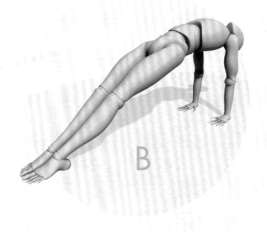

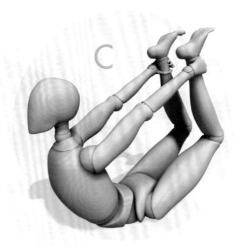

3B. 接著，加入反向棒式 Purvottanasana。雙手壓
　　入瑜伽墊，穩定地伸展肘關節。同時，打直膝
　　關節，把腳底板踩入墊內。

3C. 俯臥，雙手抓住腳踝，進入弓式 Dhanurasana。試著伸直
　　膝關節，同時彎曲肘關節，製造出鎖印。

3D. 把身體推高，進入輪式 Urdhva　Dhanurasana。注意肩關節是屈
　　曲的，雙臂向前高舉過頭（與前幾個動作相反）。結合肩關
　　節、髖關節、肘關節以及膝關節的動作，讓身體重量平均分布在
　　手和腳上。

3E. 後彎會啟動背部的背伸肌。扭轉動作則能伸展脊旋轉肌，來平衡後
　　彎時肌肉的收縮。先由坐姿扭轉開始，利用手臂來扭轉軀幹。啟動
　　核心腹部肌群來穩住軀幹。

3F. 進入更深的扭轉動作聖哲馬利奇式三 Marichyasana III。

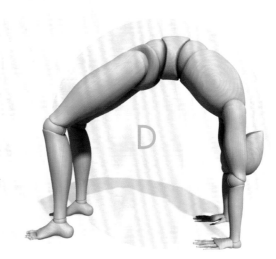

如前頁所述，在串連流瑜伽中加入這些扭轉動作。

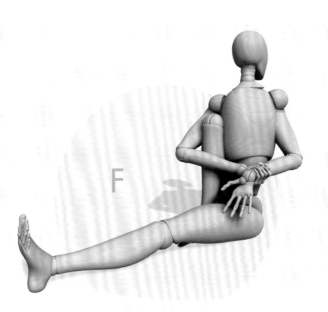

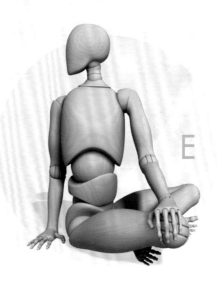

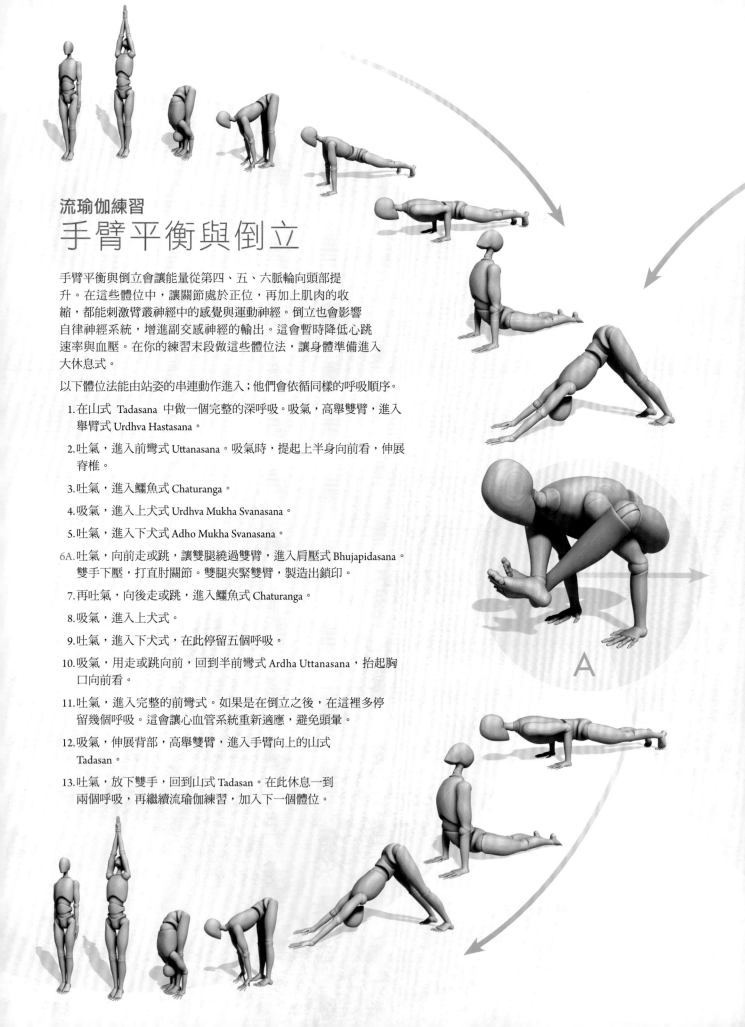

流瑜伽練習
手臂平衡與倒立

手臂平衡與倒立會讓能量從第四、五、六脈輪向頭部提升。在這些體位中，讓關節處於正位，再加上肌肉的收縮，都能刺激臂叢神經中的感覺與運動神經。倒立也會影響自律神經系統，增進副交感神經的輸出。這會暫時降低心跳速率與血壓。在你的練習末段做這些體位法，讓身體準備進入大休息式。

以下體位法能由站姿的串連動作進入；他們會依循同樣的呼吸順序。

1. 在山式 Tadasana 中做一個完整的深呼吸。吸氣，高舉雙臂，進入舉臂式 Urdhva Hastasana。

2. 吐氣，進入前彎式 Uttanasana。吸氣時，提起上半身向前看，伸展脊椎。

3. 吐氣，進入鱷魚式 Chaturanga。

4. 吸氣，進入上犬式 Urdhva Mukha Svanasana。

5. 吐氣，進入下犬式 Adho Mukha Svanasana。

6A. 吐氣，向前走或跳，讓雙腿繞過雙臂，進入肩壓式 Bhujapidasana。雙手下壓，打直肘關節。雙腿夾緊雙臂，製造出鎖印。

7. 再吐氣，向後走或跳，進入鱷魚式 Chaturanga。

8. 吸氣，進入上犬式。

9. 吐氣，進入下犬式，在此停留五個呼吸。

10. 吸氣，用走或跳向前，回到半前彎式 Ardha Uttanasana，抬起胸口向前看。

11. 吐氣，進入完整的前彎式。如果是在倒立之後，在這裡多停留幾個呼吸。這會讓心血管系統重新適應，避免頭暈。

12. 吸氣，伸展背部，高舉雙臂，進入手臂向上的山式 Tadasan。

13. 吐氣，放下雙手，回到山式 Tadasan。在此休息一到兩個呼吸，再繼續流瑜伽練習，加入下一個體位。

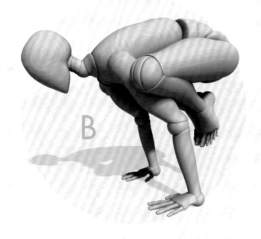

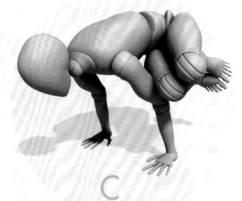

6B. 用走或跳,把小腿正面放在上臂外側,在整組動作中加入烏鴉式 Bakasana。打直雙臂,收縮雙腿內側的內收肌肌肉,讓雙腿緊壓雙臂。這會讓姿勢更為穩定,並製造出鎖印。

6C. 接著,插入側烏鴉式 Parsva Bakasana,也就是烏鴉式的扭轉變化式。啟動腿側的外展肌,讓膝蓋側邊壓向手臂外側。這會幫助身體進入扭轉。

6D. 進入上下反轉的手倒立式。你可以暫時離開流瑜伽練習,用一面牆作為支撐。在這個姿勢之後,在前彎裡停留幾個呼吸,再回到流瑜伽練習。

6E. 向上進入孔雀起舞式 Pincha Mayurasana。讓身體重量平均分布到整個前臂,並讓肩膀遠離耳朵。接著,再在前彎式裡停留幾個呼吸。這會讓心血管系統回到平衡狀態。再重複串連動作。

6F. 以頭倒立結束整個系列。練習一段時日後,你會知道如何在頭倒立式中停留超過五個呼吸。降下後,在嬰兒式裡休息,再繼續串連動作,讓身體恢復平衡。如果頸椎受傷或有其他疾病,請勿練習頭倒立式。

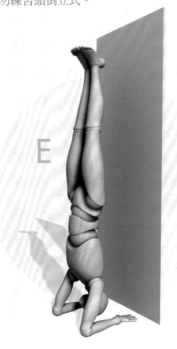

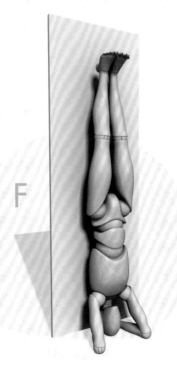

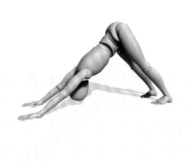
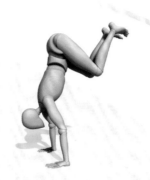

流瑜伽練習
犁鋤式與肩立式

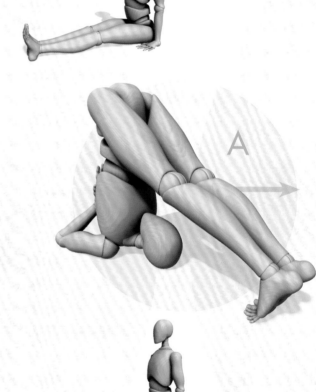

我們以犁鋤式 Halasana 及肩立式 Sarvangasana 來結束這個系列動作。這些姿勢和其他倒立姿勢一樣,能夠刺激位於大動脈與頸動脈的壓力受器,影響自主神經系統,暫時降低心跳速率與血壓。無論是犁鋤式或肩立式,對身體及心理都有鎮定效果,讓身心能在大休息式 Savasana 中進入更深的放鬆。這些體位和頭倒立式一樣,能刺激第四、五、六脈輪的神經系統。

這套動作是依循艾揚格瑜伽的傳統,會先進入頭倒立式,再進入肩立式。在傳統八肢瑜伽(Ashtanga Yoga)系統中,肩立式則會在頭倒立式之前。兩個系統都對神經系統及脈輪有類似的功效。試試看哪種方法最適合你。

1. 吐氣,從犬式用走或跳的進入手杖式 Dandasana。

2. 吸氣,在手杖式 Dandasan 裡雙手下壓,啟動呼吸的輔助肌,深吸氣,伸展胸口。

3A. 吐氣,躺下後向後滾,進入犁鋤式 Halasana。收縮二頭肌,將雙掌推向後背來屈曲肘關節。軀幹微微向後靠在手掌,向前敞開胸口,並支撐住下背部。在犁鋤式中停留五個深呼吸。

4. 吐氣,向前滾回手杖式 Dandasan。

5. 深吸氣,在手杖式 Dandasan 中抬高並伸展胸口。

6. 吐氣,抬起軀幹,向後走或盪,把身體向後帶過雙臂之間,進入鱷魚式 Chaturanga。

7. 吸氣,進入上犬式 Urdhva Mukha Svanasana。

8. 吐氣,進入下犬式 Adho Mukha Svanasana。在此停留五個深呼吸,接著重複整組動作,加入其他體位。

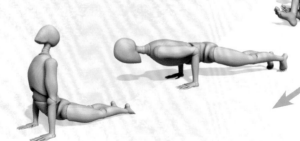
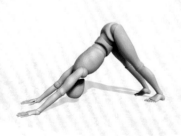

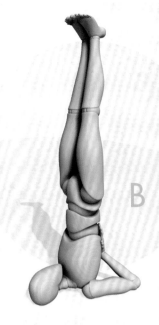

B

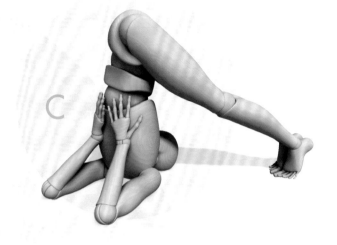

C

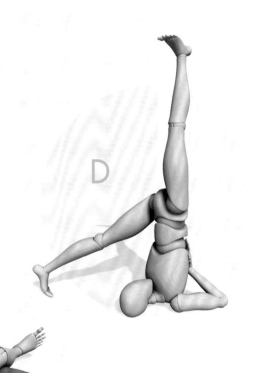

D

3B. 向後滾，進入犁鋤式 Halasana，接著吐氣，
抬高雙腿，進入肩立式 Sarvangasana。身體往後微
傾靠在雙手上，收縮二頭肌以彎曲肘關節；手推向背
部，讓胸口向前開展。身體略向手部傾斜，能夠釋放頸
椎壓力。一開始先在這個姿勢停留五個呼吸，練習一陣子
後，試著在肩立式 Sarvangasana 停留更長時間。吐氣時降下
身體，回到犁鋤式 Halasana；吸氣之後吐氣，向前滾回手杖式
Dandasana。再如前頁所述，繼續流瑜伽練習。

3C. 向後滾，進入犁鋤式 Halasana 之後，雙腳併攏，走向側邊，進入
側犁鋤式 Parsva Halasana，也就是犁鋤式的扭轉變化式。留意此
時雙腳位置並不平均，外側腳的足部距離身體較遠。彎曲這隻腳
的膝關節，把這隻腳帶回來，讓雙足平均落在一條線上，然後將
外側腳的足部固定在墊上，再打直膝關節。注意這個動作會如何
平衡骨盆。換一側重複同樣動作，再滾回手杖式 Dandasana，繼續
流瑜伽練習。

3D. 從犁鋤式進入肩立式，接著屈曲一側髖關節，進入單腿向上肩立
式 Eka Pada Sarvangasana。把手推入背部，擴展胸口。這會在髖屈
曲側啟動腰大肌，並在高舉腿側啟動臀大肌，製造出鎖印。在此
停留五個呼吸後，回到肩立式 Sarvangasana。在另一側重複。最
後回到犁鋤式 Halasana，再繼續流瑜伽練習。

3E. 躺下，進入大休息式 Savasana。你可以把毯子折起放在頭
下，支撐頭部，讓頸部處於中立或微微屈曲的姿勢。這
是比較和緩的扣胸鎖印 Jalandhara Bandha。你也可以在
膝關節下擺個長枕，如圖所示。讓雙臂與雙腿落向
兩側，雙掌面向天花板。這可以被動地打開胸
口。閉起眼睛，沉入地板。完全放鬆，放
下。在大休息式中停留五到十分鐘，或是
更久。

E

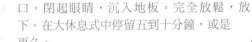

站姿
STANDING POSES

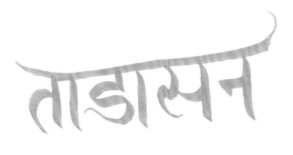

TADASANA
山式

山式是站姿體位法的基石，我們把它當作身體的檢測標準。山式介於每個站姿體位之間，是各個站姿體位的回歸之處，每完成一個體位，我們就回到山式評估身體的感覺。我們要運用共同啟動原則來練習山式，把全身的重量均勻地分布在足部。首先，足跟緊緊壓向地板。然後，把重量分散至足前部，從蹠球到外緣。接著慢慢往上移，來到下肢；提起膝蓋骨，以伸展膝關節。大小腿兩根骨頭（股骨和脛骨）要處於正位（成一直線），但要避免把膝關節「鎖死」或過度伸展，否則會導致腿骨錯位（misalignment）。假如你的膝關節過度伸展，那麼請收縮膕旁肌，讓膝關節稍微彎曲，接著再重新讓股骨和脛骨成正位。股骨內旋和外旋兩股力道要保持平衡，同樣地，外展（使雙腿分開的力量）與內收（使雙腿併攏的力量）也要平均，如此動作才能穩固、保持靜止不動。接著，把你的能量往上移到骨盆，共同啟動髖關節的屈肌和伸肌，穩定骨盆。腰椎伸展與屈曲的力道要保持對等；腹肌輕輕收縮，避免下肋骨往前凸出。讓脊骨回到正位，使脊椎維持自然曲度，輕鬆「安坐」在骨盆上，不加以施力。至於山式的變化式，舉臂式（Urdhva Hastasana），肘關節伸直，手臂高舉過頭。肩膀盡量遠離耳朵，背部往下拉，使頸部放鬆，頭部後傾，眼睛往上看。

重要關節姿勢

- 膝關節伸展
- 髖部保持中立
- 山式，雙臂內收
- 舉臂式，肩關節屈曲
- 肘關節伸展
- 山式，頸椎保持中立
- 舉臂式，頸椎伸展
- 肩胛骨內收，輕輕往骨盆方向帶

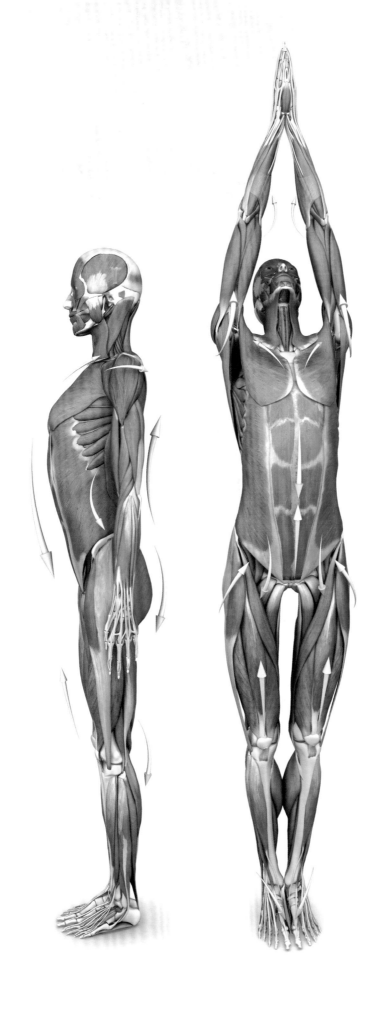

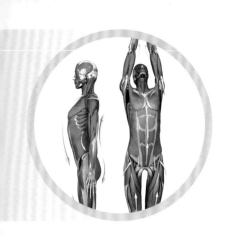

山式準備動作

我們的內在力量，如精神狀態，會影響我們的動作。例如，如果覺得疲倦，感到挫折、沮喪，那麼我們在練習山式時，肩膀就會下垂，胸部凹陷。反之，我們做出來的山式動作，也會影響我們的精神狀態。雙足併攏，雙腿伸直，肩膀往後、往下拉，以打開胸腔。手臂伸直。這個放鬆卻開展的動作，可以矯正挫敗、下垂的姿勢，無論在身體或心靈層面皆有助益。

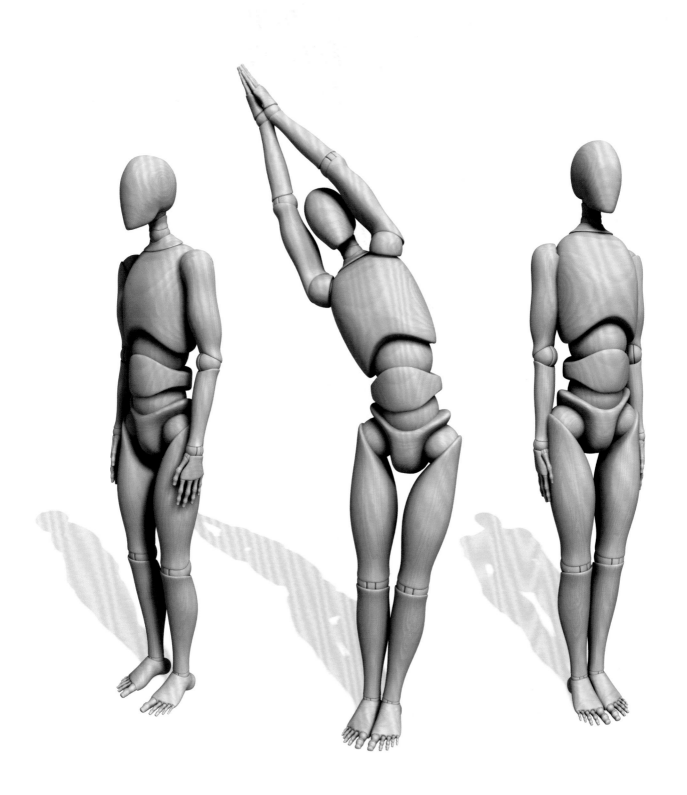

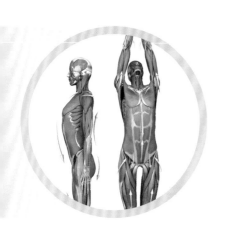

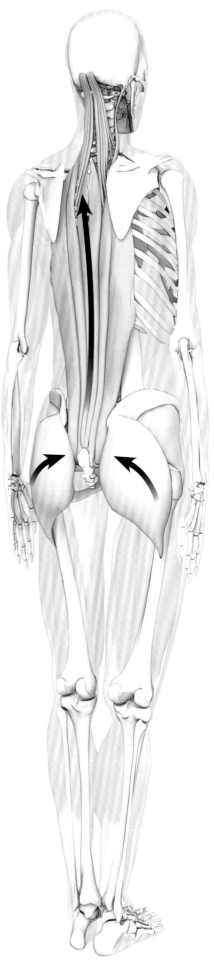

▶ **步驟一** 背部動力鏈[1] 意指身體背部的肌肉、肌腱與韌帶組織。我們要利用背部動力鏈挺起背部,打開骨盆。啟動豎脊肌,使脊椎從骨盆往上直到頭顱底部整個伸展開來;同時拱背,藉此啟動腰方肌,支撐、舉起整個腰椎區域。接著啟動臀大肌,平衡骨盆的姿勢;這塊肌肉會使骨盆往後、往下傾斜(後傾)。臀大肌也會使股骨伸展、外旋。臀小肌是一塊深藏在其他臀肌底下的小肌肉;觀想臀小肌收縮,藉此穩固髖臼窩裡的股骨頭。

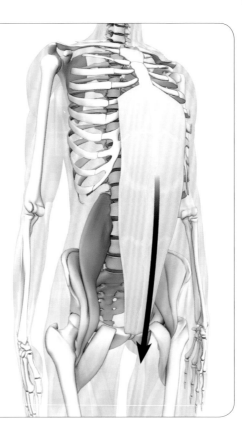

步驟二 啟動腹直肌,使胸廓往下拉,輕微壓縮腹腔裡頭的內臟,穩固腰椎。啟動腰大肌,協同髂肌和恥骨肌,使骨盆稍微往前傾斜(前傾),以平衡步驟一所描述的臀大肌動作。髖關節屈肌與伸肌的動作一旦結合,就可使骨盆進入中立的位置,既不向前、也不往後傾斜,而是像碗一般,安放在雙腿之上。

---

1 譯注 Kinetic chain,簡單定義是,當身體在做任何運動時,都需要各環節的協調與配合。例如我們在走路時,先跨出一步,身體再隨著跨步的動作把重心整個移到前足,同時骨盆會向前傾斜,脊椎也會隨著雙足的行進和骨盆的位置,而出現扭轉的動作。至於背部動力鏈牽動到的肌肉,請參閱「專有名詞解釋」。

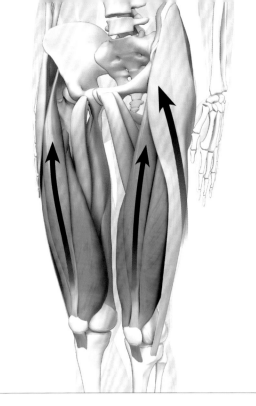

▶ **步驟三**　收縮股四頭肌，以伸展膝關節。股直肌是股四頭肌其中一塊肌肉，這塊肌肉跨過髖關節，往上連到骨盆；股直肌協助腰肌，使骨盆前傾。收縮大腿內側的外展肌，使雙腳股骨靠攏。在步驟一，我們利用臀大肌使股骨外旋。此處我們則利用臀中肌和闊筋膜張肌把大腿內旋，以平衡步驟一的外旋動作。內旋動作的要領是，雙腳試著往兩旁拖開，這樣就會收縮外展肌群了。

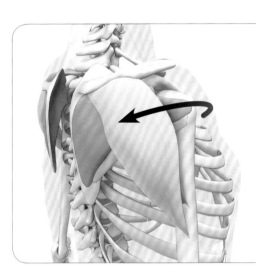

步驟四　啟動後三角肌，以及旋轉肌群的棘下肌和小圓肌，使上臂在盂肱關節處往外轉，開展胸腔。

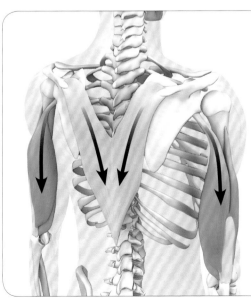

步驟五　啟動斜方肌下三分之一部位，把肩胛骨往下拉，使之遠離耳朵。啟動肱三頭肌，以伸直肘關節。仔細觀察肱三頭肌的長頭[2]（起端始於肩胛骨）啟動時，是如何協助下斜方肌形成動作。

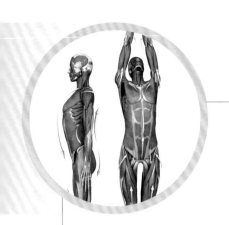

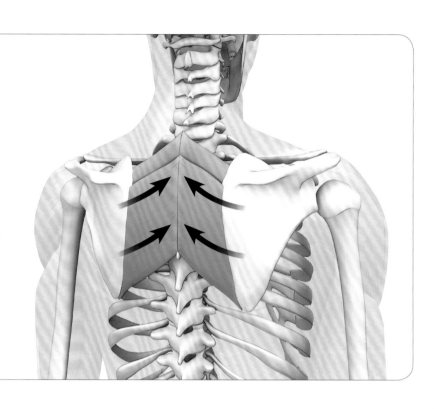

步驟六　啟動大、小菱形肌，把
肩胛骨往身體正中線拉，並固定
在這個位置。這個動作可以開展
前胸。

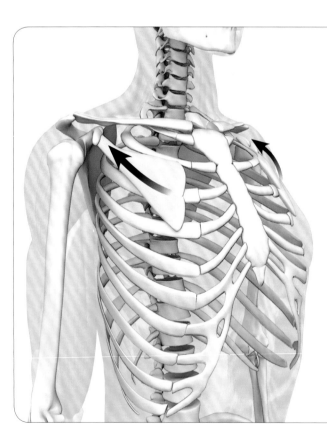

步驟七　我們在步驟六啟動菱形肌，以穩
定肩胛骨。現在則要啟動胸小肌，提起下肋
骨，擴張胸腔。啟動胸小肌的要領是，把肩
胛骨往後拉，然後試著把肩膀往前旋轉。這
就是水桶提把呼吸（bucket handle breathing）的
基礎，也是用呼吸輔助肌增加肺活量的例
子。肩膀往前繞轉是為了模仿胸小肌常做的
動作，使胸小肌收縮。由於菱形肌收縮，肩
胛骨被固定住了，肩膀實際上無法往前繞
轉，於是胸小肌收縮的力量就會傳到胸小肌
附著在胸廓上的起端，進而提起整個胸廓。
這是在閉鎖動力鏈中收縮肌肉的例子，也就
是說，移動的是肌肉的起端，而非止端。

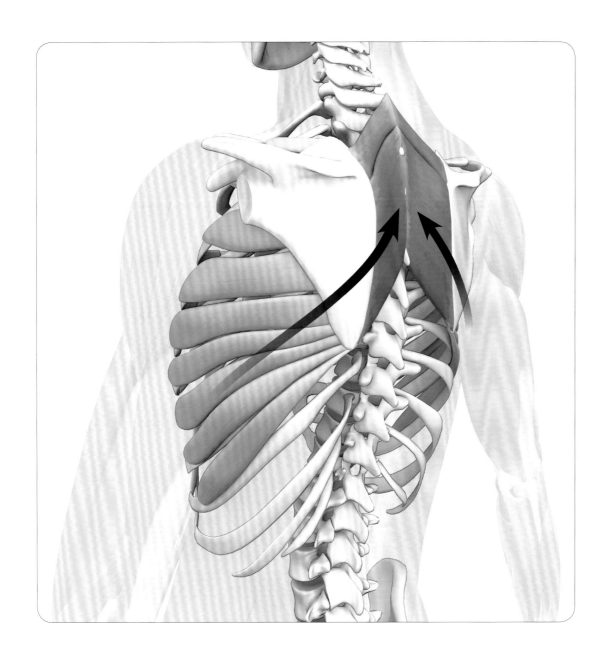

步驟八 我們通常利用前鋸肌把肩胛骨拉開，使肩胛骨遠離正中線，但此處我們利用前鋸肌開展胸廓。肩胛骨穩定保持在步驟六的位置，現在，你想像雙手往外推開門，這個動作會啟動前鋸肌。肩胛骨不會動，但是前鋸肌收縮的力量會傳遞到前鋸肌附著在胸廓上半部的起點，進而提起整個胸腔。這是瑜伽體位另一個利用閉鎖式動力鏈收縮，以增加肺活量的例子。

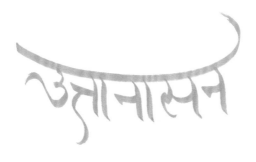

UTTANASANA
前彎式

這是站姿中讓身體向前彎的體位，主要目的是拉長膕旁肌和小腿腹肌（小腿肚），其次才是伸展背部。你可以運用三角伸展法（triangulation），鎖定伸展的焦點，深化體位。例如啟動股四頭肌，以打直膝關節，這個動作會讓膕旁肌的止端（附著在小腿骨）遠離起端（位於坐骨粗隆）。而屈曲軀幹能把坐骨向上提，讓膕旁肌的起端遠離止端。要做到三角伸展法，啟動股四頭肌並同時收縮髖屈肌和軀幹屈肌，把軀幹往前拉。結合這兩個動作，膕旁肌的起端和止端就會拉得更遠，「三角伸展」膕旁肌，伸展肌纖維。若要加深伸展，你可以把手掌固定在瑜伽墊上，然後彎曲肘關節，試著把手往前拖。這個動作會使軀幹屈曲得更深，同時也說明了體位當中的次要動作如何協助主要動作。假如你碰不到地板，可以握住膝關節或小腿背面，然後彎曲肘關節。由於雙手已固定在瑜伽墊上或腿上，肱二頭肌收縮的力量會加深軀幹的屈曲。這股力道會透過背部動力鏈傳到骨盆，使骨盆前傾，提高坐骨粗隆，深化膕旁肌的伸展。

要記住，股四頭肌一旦收縮，便會使其拮抗肌（也就是膕旁肌）出現交互抑制作用；交互抑制作用命令膕旁肌放鬆，進入更深的伸展。當你練習前彎式之時，穩定啟動股四頭肌，體會交互抑制作用，並留意伸展的變化。

重要關節姿勢

- 髖關節屈曲
- 軀幹屈曲
- 股骨內旋（稍微）
- 膝關節伸展

- 頸椎保持中立
- 肩關節屈曲，手臂高舉過頭
- 肘關節屈曲
- 前臂旋前

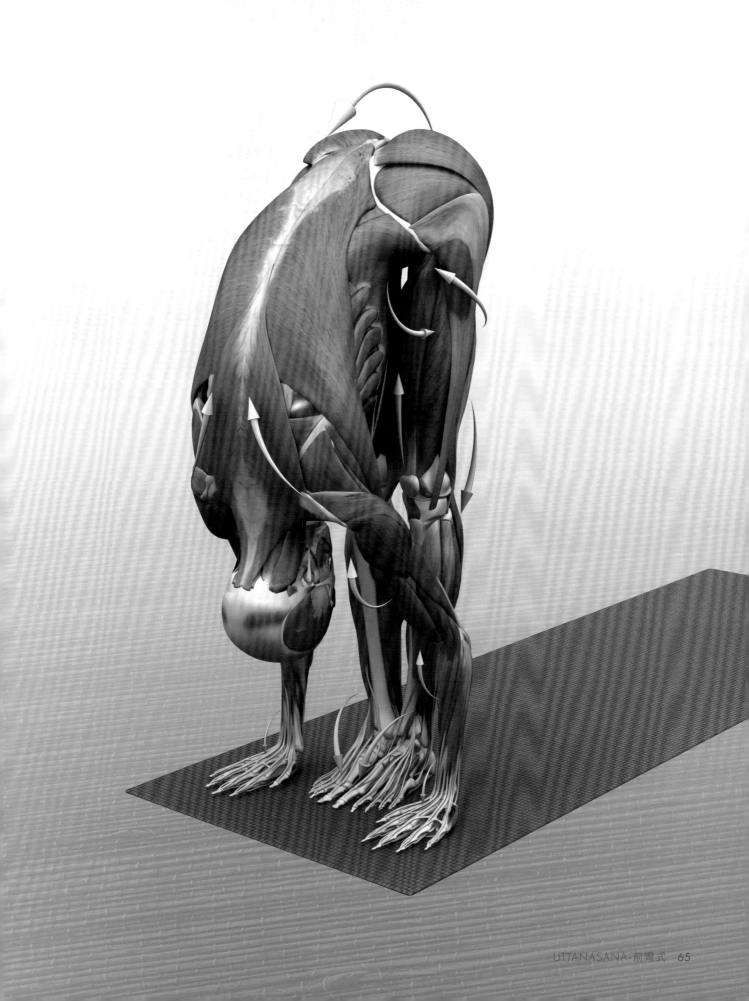

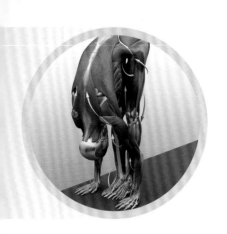

前彎式準備動作

膕旁肌和（或）背肌緊繃，會影響前彎的深度。首先，如右頁上圖，雙手靠在椅背上，雙膝彎曲，讓肌肉適應伸展的幅度。這個動作會放鬆膕旁肌附著在坐骨粗隆的起點。

接著，收縮股四頭肌，緩緩打直膝關節。隨著柔軟度增加，你可以在膝關節微彎的情況下，把軀幹拉向大腿。軀幹保持前彎，再收縮股四頭肌以打直膝關節，並感覺膕旁肌伸展開來。如果背部柔軟度較好，但膕旁肌還是緊繃，那麼，軀幹保持前彎（屈曲），但膝關節稍微彎曲。或者你也可以利用坐姿前彎式，把背部動力鏈整個拉長，好為站姿前彎式做準備。

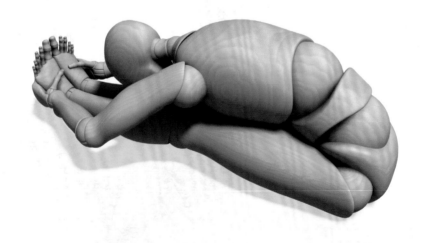

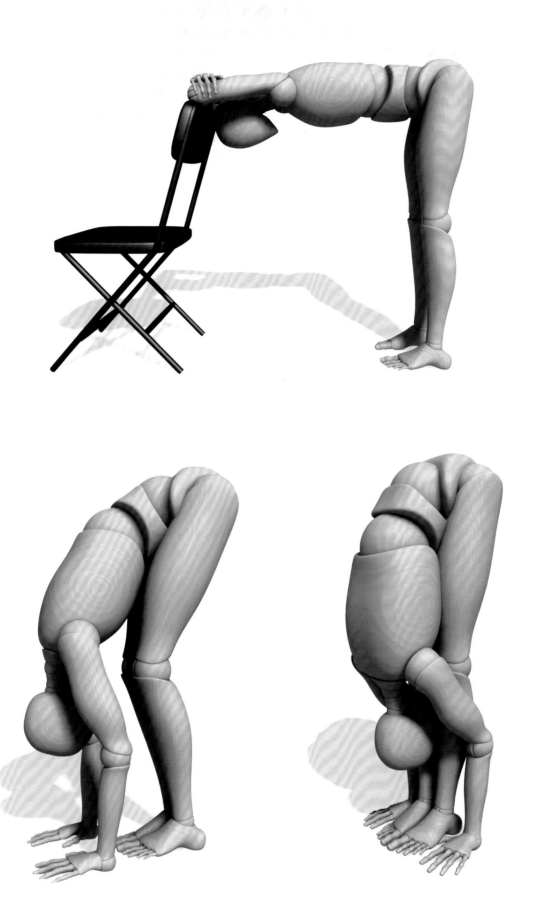

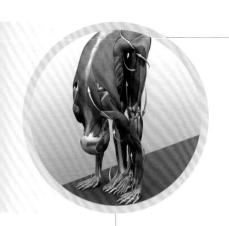

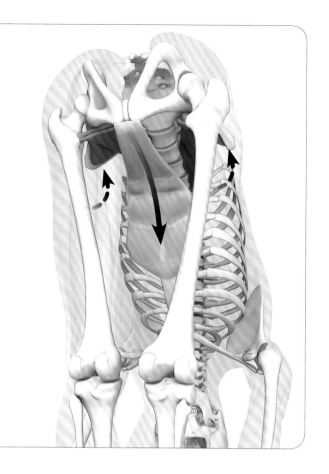

步驟一　啟動腹直肌，使軀幹屈曲。這
會創造下背肌肉的交互抑制作用，命令
下背肌肉放鬆。收縮髖屈肌，使骨盆前
傾；髖屈肌包含腰肌、恥骨肌和前方內
收肌。髖屈肌一收縮，就會讓髖關節伸
肌（臀肌）放鬆。

▶ **步驟二**　啟動股四頭肌，以打直膝關節。
膝關節一旦伸直，闊筋膜張肌也會有助於前
彎的動作。切記一項原則：當我們在伸展一
塊肌肉時，我們也在拉扯這塊肌肉兩端的附
著點，讓這塊肌肉在被動狀態下，做到與主
動收縮時同樣的動作。拉扯臀大肌，大腿就
會外旋，但啟動闊筋膜張肌則會讓股骨稍微
內旋。啟動闊筋膜張肌的要領是，試著輕輕
把雙腳向左右兩側拖開，不過雙腳踩在瑜伽
墊上實際上不會移動，但股骨卻會因此而內
旋。利用這個動作修正股骨的方向，如此一
來，兩邊的膝蓋骨就會對稱地指向正前方。
這張圖也畫出臀小肌。當股骨屈曲，臀小肌
便會協助髖關節屈曲。藉助圖片幫助自己觀
想這塊肌肉的啟動。

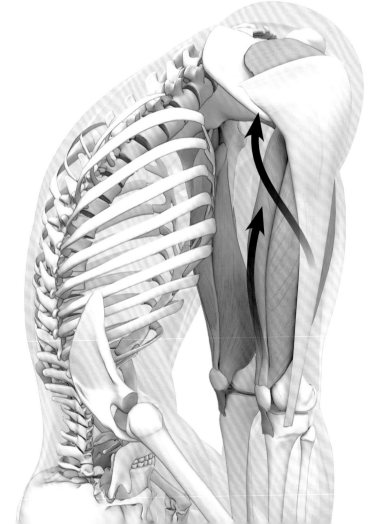

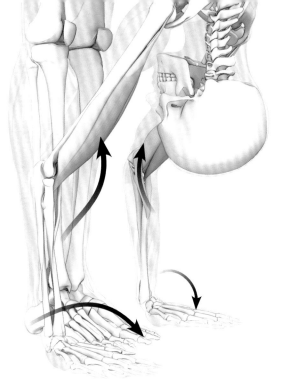

▶步驟三 前臂旋前,把手掌的指球(手指根部多肉的區域)壓入瑜伽墊。雙手固定在瑜伽墊上,然後收縮肱二頭肌,試著彎曲肘關節。這會把軀幹拉向大腿。

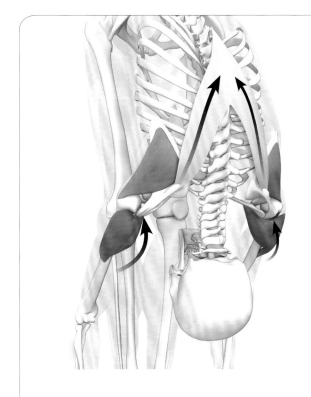

步驟四 啟動斜方肌下三分之一的部位,使肩膀遠離耳朵。雙手固定在墊上,如同步驟三;接著收縮前三角肌,試著把雙手往前推。這個動作會協助步驟三的肱二頭肌,把軀幹屈曲得更深。當你在運用這些次要動作時,別忘了收縮股四頭肌,如此一來,你就創造了膕旁肌的交互抑制作用,幫助膕旁肌放鬆,進入伸展。

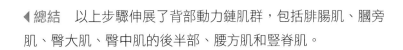

▶總結 以上步驟伸展了背部動力鏈肌群,包括腓腸肌、膕旁肌、臀大肌、臀中肌的後半部、腰方肌和豎脊肌。

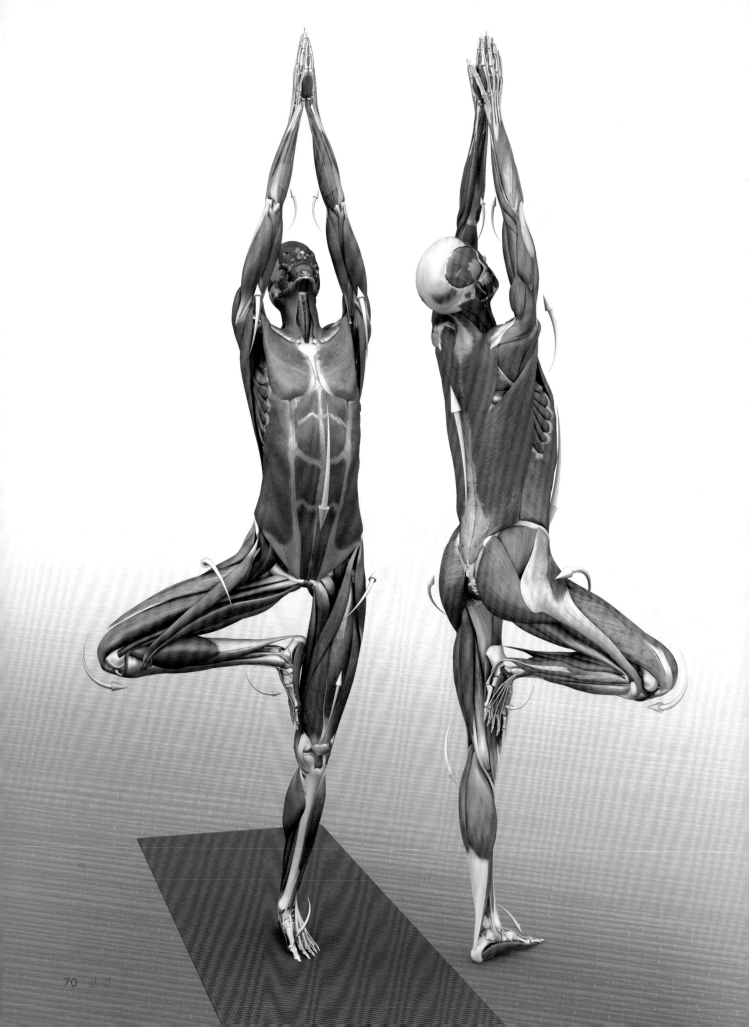

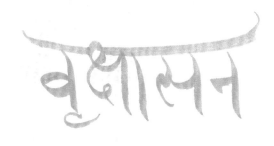

VRKSASANA
樹式

在樹式中，有好幾件事同時發生。樹式主要是平衡體位，其次，這還是打開髖關節的動作。樹式既有身體抬升的動作，也有往下扎根的動作。你可以把山式的原則運用到樹式的站立腿上，一切從足部開始。務必記住：站立腿的壓力變化會傳遞至骨盆核心，反之亦然。你心裡要把這兩個區域連結起來。先找個有牆面的地方練習樹式，你可以把手靠在牆壁上，保持平衡（就算你能夠不靠牆保持平衡，也試試看）。接著，把蹠球穩穩壓入瑜伽墊，讓身體重量均勻分布在足底。啟動股四頭肌，以打直膝關節，不過要避免過度伸展。接著，膝關節彎曲，以降低重心（形成穩定），之後再打直背部。

接下來是彎曲腿：啟動膕旁肌，使膝關節彎曲；內收肌群把足底緊緊壓在站立腿的大腿內側；而髖關節的外展肌、臀肌和深層的外旋肌收縮，則會把膝關節往後拉，使股骨外旋。要保持骨盆平衡，得靠髖關節的每條肌肉互相配合。這些肌肉包含外展肌、內收肌、伸肌、屈肌和旋轉肌。沿著身體往上移，來到背部。背部豎脊肌和腰方肌收縮的力道，與軀幹前側腹肌收縮的力道，兩者要平衡。肩胛骨往身體正中線收攏，再往下帶。然後啟動胸小肌和前鋸肌，提起胸腔。頭部輕鬆後仰。

重要關節姿勢

- 站立腿的髖關節保持中立
- 站立腿的膝關節伸展
- 上抬腿的髖關節屈曲，大腿外展、外旋
- 上抬腿的膝關節屈曲

- 背部稍微伸展
- 肩關節外旋、屈曲，手臂高舉過頭
- 肘關節伸展
- 手掌稍微屈曲

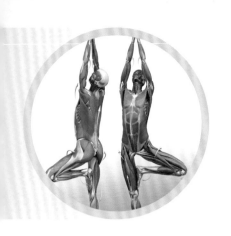

樹式準備動作

利用椅子或牆壁保持平衡。雙手先放在髖部，接著移到胸前做出祈禱的姿勢。最後，才將手臂高舉過頭。如果你失去了平衡，先彎曲站立腿，降低重心。你可以練習束角式這類體位，為上抬腿髖關節的屈曲、外展和外旋動作做準備。

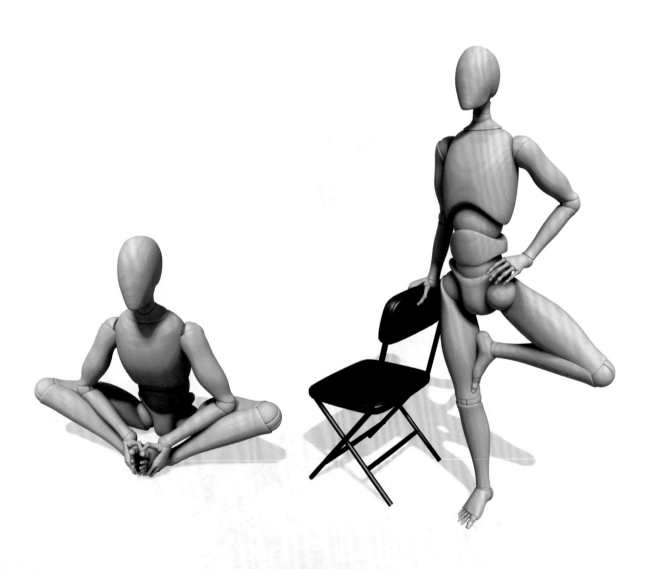

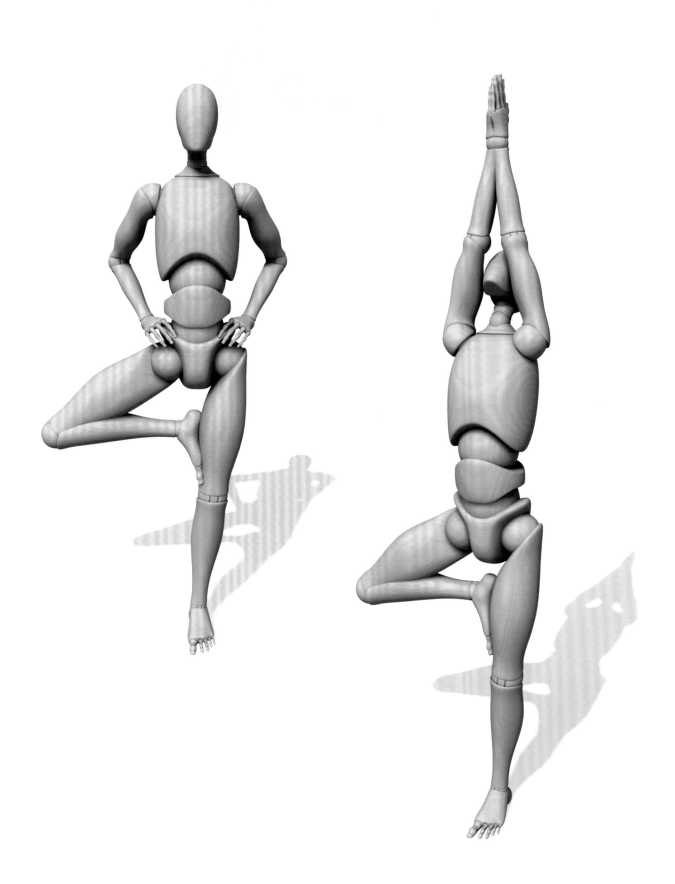

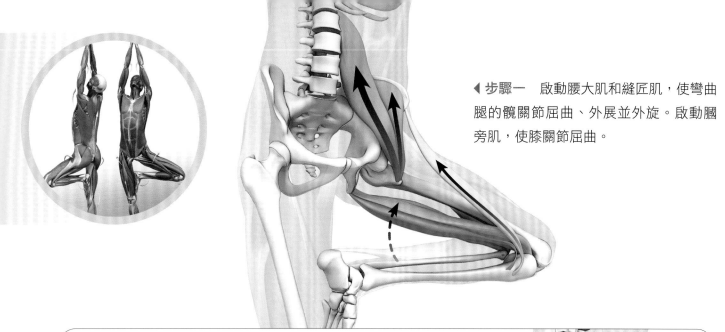

◀ **步驟一**　啟動腰大肌和縫匠肌，使彎曲
腿的髖關節屈曲、外展並外旋。啟動膕
旁肌，使膝關節屈曲。

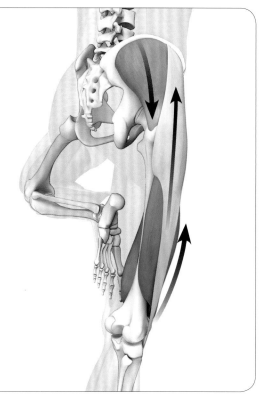

步驟二　啟動股四頭肌，使站立腿伸直。當你用一隻腳
保持平衡，臀中肌就會自動收縮。如右側插圖可以清楚
看出，臀中肌如果不收縮，身體就會往站立腿側偏去，
使骨盆過度傾斜。彎曲腿的腳掌壓在大腿上，可使站立
腿保持穩定。在這個體位當中，闊筋膜張肌是臀中肌的
協同肌。觀想闊筋膜張肌收縮，以調整平衡與穩定。此
外，闊筋膜張肌也會伸展膝關節，所以也是股四頭肌的
協同肌。

◀ **步驟三**　利用彎曲腿的臀中肌和闊筋膜張肌，把膝關節往外拉
到側面（外展）。啟動臀大肌，使股骨外旋。仔細觀察這些肌
肉是如何共同收縮，以穩定彎曲腿的髖關節。

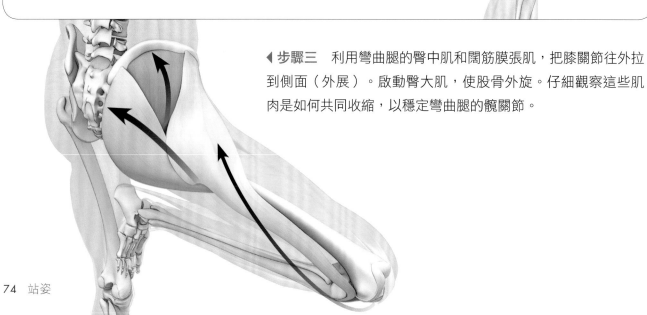

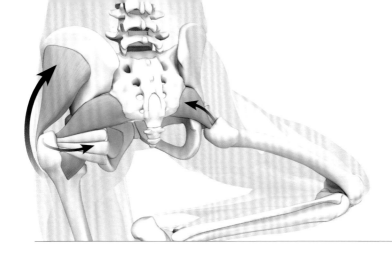

▲ **步驟四** 收縮深層的外旋肌，把髖關節打開，讓骨盆前側創造出空間。注意這個體位的臀小肌。臀小肌深藏在臀中肌之下，會隨著髖關節屈曲、伸展或保持中立而發揮不同功能。練習樹式之時，站立腿要保持中立，所以臀小肌的功能就是穩定髖臼窩裡的球。此外，請看圖片中臀小肌與深層外旋肌群的交互作用。這兩條肌肉通力合作，穩定站立腿的髖關節。

步驟五 啟動站立腿側面的腓骨長、短肌，使全身重量均勻分布在蹠球上。我們從站立腿維持平衡這個動作，可以看出不同肌肉複雜的交互作用，既有足部外翻、蹠球下壓兩種肌肉的交互作用；也有控制足部內翻，以及讓踝關節伸展、屈曲的肌肉的交互作用。脛骨後肌可以平衡腓長肌的外翻力量，並且活化足部縱弓[3]。腳趾頭的肌肉在這個體位也扮演協助穩定的角色。

▶ **總結** 連結身體各個部位，下從站立腿構成的基座，上至雙手掌心。啟動踝關節與足部的肌肉，使足部穩定；啟動股四頭肌，以伸展膝關節；啟動外展肌（臀中肌和闊筋膜張肌），以穩定骨盆。骨盆經由豎脊肌，與脊椎相連。啟動三角肌，以舉起手臂；啟動棘下肌，使上臂骨頭外旋。啟動斜方肌下三分之一部位，使肩膀盡量遠離耳朵。不過，要收縮前臂旋前肌，以平衡外轉的這個動作，如此一來，整隻手臂便會通過肘關節形成一股螺旋狀的力道。掌心以相同力道互壓。

3 譯注：足骨形成兩個互相交叉的足弓，一為縱弓（longitudinal arch），另一為橫弓（transverse arch），足弓可以增加對體重的支持。

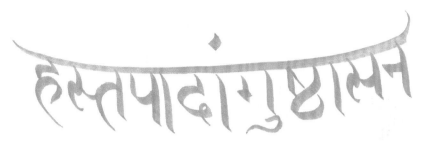

UTTHITA HASTA PADANGUSTASANA

手抓腳趾單腿站立式

手抓腳趾單腿站立式的基本原則大體上與樹式相同。這個體位同樣有幾項重點：單腳站立，保持平衡；上抬腿有力伸展；背部伸展，以維持軀幹挺立；手臂肌肉收縮，抓起足部。即便這體位叫手抓腳趾站立式，手的動作也只是次要重點。保持身體平衡還有其他要點：心緒要平靜，以維持身體平衡。呼吸是所有體位的根本，把注意力放在呼吸上，亦有助於身體平衡。腓骨肌使蹠球壓向地板，脛骨後肌則讓重量均勻分散至整個腳底，這兩個動作應當保持平衡。基本上，要建立穩固的基座，得靠小腿和足部所有肌肉。做到這個體位的要領是：主動屈曲上抬腿的髖關節。大多數人用手或手臂的力量把腳抬高，但正確作法是：啟動髖屈肌來舉起腳，手抓腳趾只是微調上抬腿的輔助動作。

重要關節姿勢

- 站立腿膝關節伸展
- 站立腿髖關節保持中立
- 上抬腿膝關節伸展
- 上抬腿髖關節屈曲
- 握腳側的肩關節屈曲
- 背部稍微伸展，以免軀幹往上抬腿側傾斜

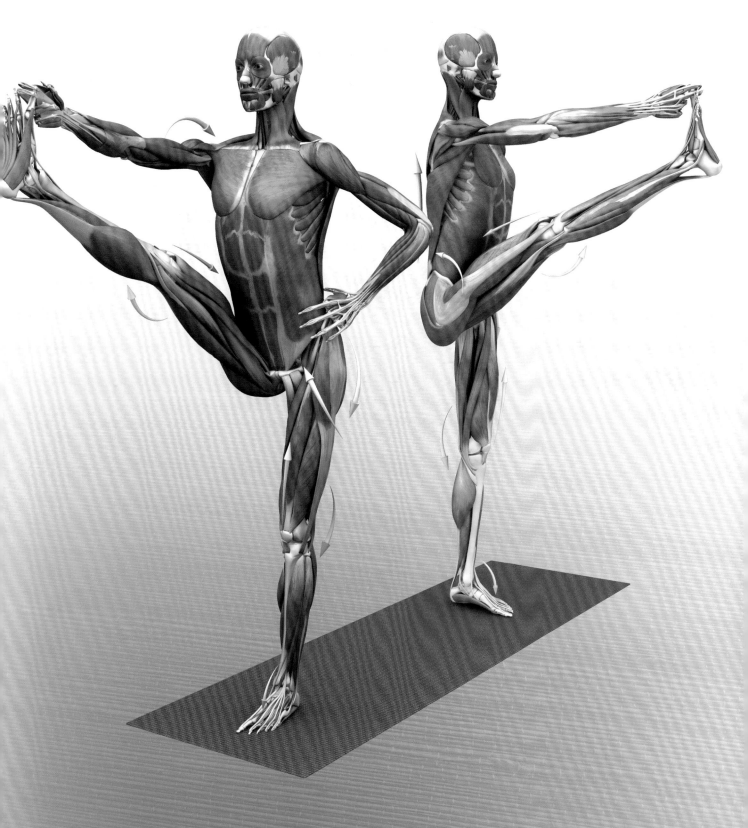

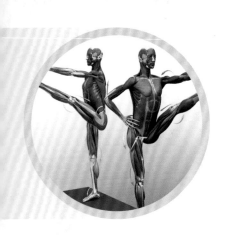

手抓腳趾單腿站立式準備動作

先用單手扶著牆面，保持平衡，訓練自己啟動髖屈肌把腳舉在半空中。一開始先彎曲膝關節，在不靠手的幫助下，抬高膝關節。這個動作訓練你啟動髖屈肌。接著拿一條輔助帶套住足部，將腿打直。等你柔軟度變好、平衡感漸漸形成之後，就可以離開牆面。為了保持身體穩定，可以先彎曲站立腿以降低重心，之後再慢慢伸直。你也可以彎曲上抬腿，放鬆膕旁肌，之後再慢慢伸展上抬腿的膝關節。如果失去了平衡，可以彎曲兩腳的膝關節，重新找到平衡。

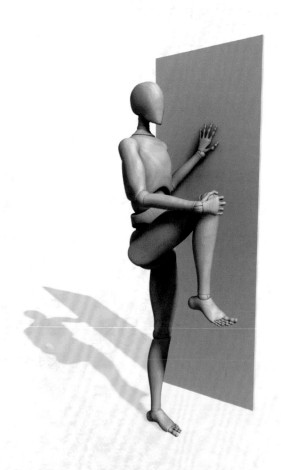

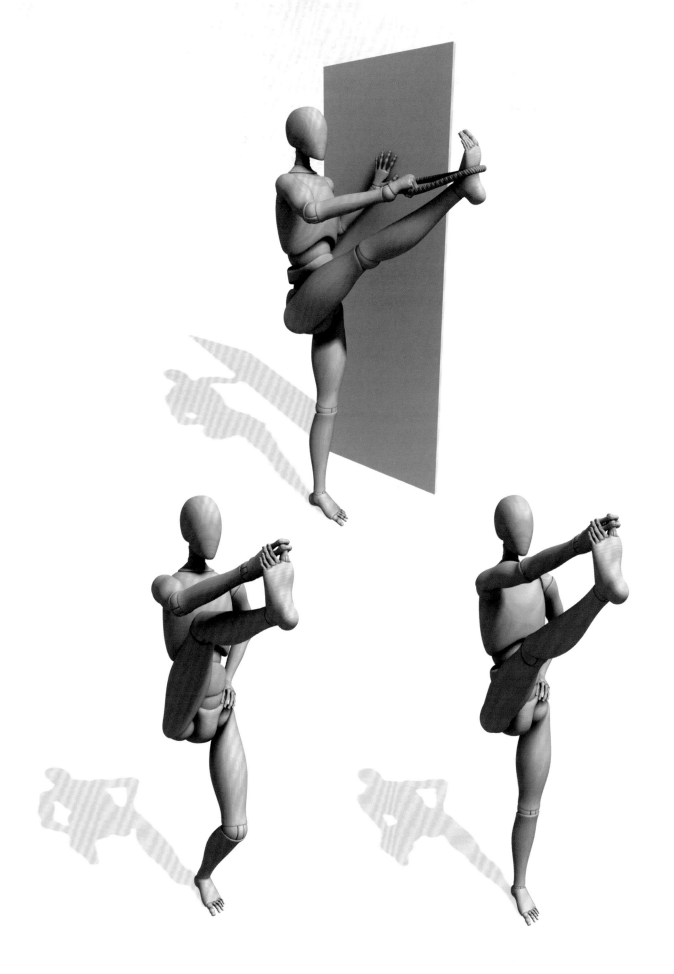

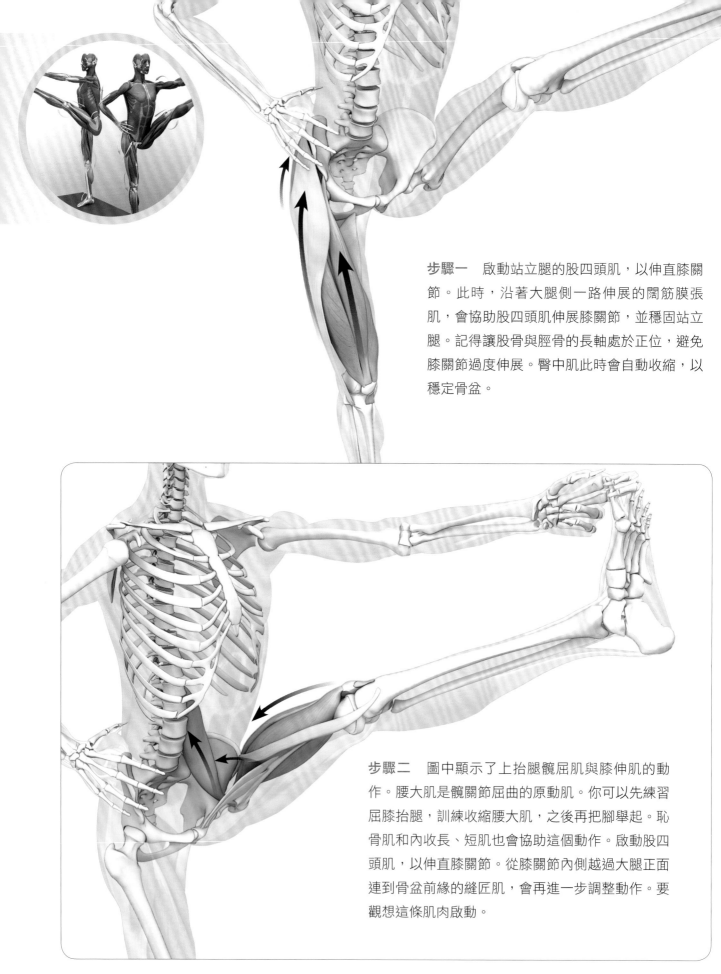

步驟一 啟動站立腿的股四頭肌,以伸直膝關節。此時,沿著大腿側一路伸展的闊筋膜張肌,會協助股四頭肌伸展膝關節,並穩固站立腿。記得讓股骨與脛骨的長軸處於正位,避免膝關節過度伸展。臀中肌此時會自動收縮,以穩定骨盆。

步驟二 圖中顯示了上抬腿髖屈肌與膝伸肌的動作。腰大肌是髖關節屈曲的原動肌。你可以先練習屈膝抬腿,訓練收縮腰大肌,之後再把腳舉起。恥骨肌和內收長、短肌也會協助這個動作。啟動股四頭肌,以伸直膝關節。從膝關節內側越過大腿正面連到骨盆前緣的縫匠肌,會再進一步調整動作。要觀想這條肌肉啟動。

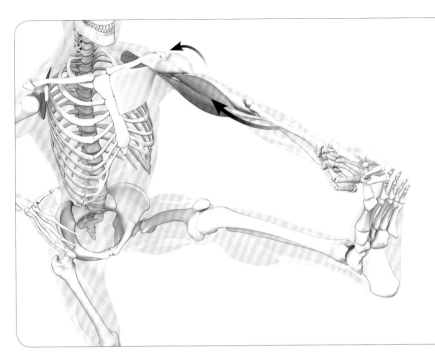

步驟三　現在，用手臂把腿抬得更高。收縮胸鎖骨區域上半部的胸大肌與前三角肌，抬高手臂。如果想知道啟動這些肌肉是什麼感覺，把手打直，壓在牆壁上，試著朝天花板的方向擦。然後回到這個體位，啟動肱二頭肌和肱肌，彎曲肘關節。這些動作能把腳抬高，並加強伸展臀大肌、膕旁肌與腓腸肌。

步驟四　練習這個體位時，上半身容易往前傾，這是因為上抬腿的膕旁肌與臀大肌受到拉扯，而這兩塊肌肉屬於背部動力鏈結構的一環。要修正這個姿勢，你可以啟動豎脊肌，使腰椎形成內凹的弧度，並收縮站立腿的臀部、腰方肌與臀大肌。請注意這個動作如何把舉在半空中的腿拉得更高，並強化上抬腿背面的伸展。

總結　在手抓腳趾單腿站立式中，主要重點是伸展上抬腿的膕旁肌，次要重點才是伸展腓腸肌與臀大肌。

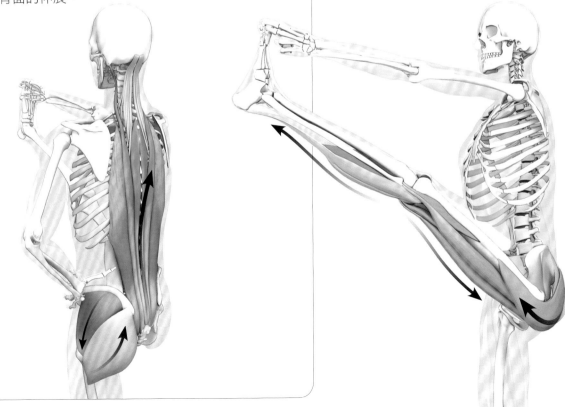

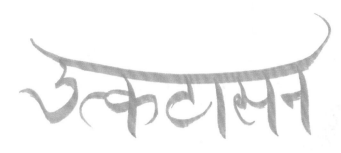

UTKATASANA
幻椅式

幻椅式就像樹式，同時運用了上升與下沉的的概念。幻椅式當中的幾個動作創造了這種效果。髖關節屈曲，使骨盆前傾。為了修正骨盆前傾，你要收縮臀部的肌肉，使骨盆從背部往下傾斜（後傾）。雙足均勻下踩，重量一開始集中在足跟，接著分布到整個腳底；兩腳膝關節夾緊。你會發現，這能為整個體位帶來穩定與平衡。這些動作一結合，就會形成下半身下沉的力量，實際練習時就會感受得到。接著，啟動豎脊肌和腰方肌舉起整個軀幹，以抬升上半身。把肩胛骨往正中線集中、往下背拉，讓胸口向上開展。舉起雙臂，伸直肘關節。最後微調體位，稍微啟動腹直肌，避免胸廓往前凸出。

重要關節姿勢

- 膝關節屈曲
- 髖關節內收、屈曲
- 背部伸展
- 手臂高舉過頭，肩關節屈曲、外旋

- 肘關節伸展
- 前臂旋前
- 頸椎伸展，使頭部後仰

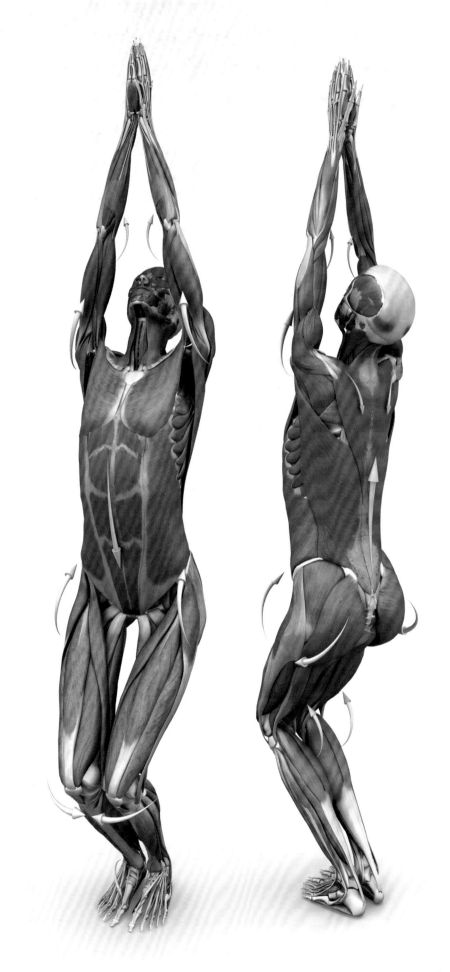

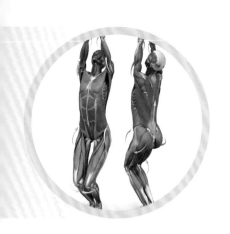

幻椅式準備動作

先把雙手放在髖部，降低重心。肩胛骨往背部正中線拉，擴展胸口。膝關節彎曲；啟動內收肌，雙腳膝關節內側夾緊。骨盆前傾與後傾的力量要保持對等；全身重量均勻分布至腳底。先把身體大部分重量放在足跟，如此重心便會直通踝關節的中心點，而不是落在足前部。接著，兩隻手臂高舉過頭；肩膀往下背拉，保持頸部自由轉動；頭部後仰，眼睛看著雙手。你可以用張椅子伸展肩伸肌：如圖所示，將手肘放在椅面上，軀幹屈曲，維持這個姿勢；接著，把手肘壓進椅面，以創造誘發式伸展的效果。放鬆，然後讓軀幹屈曲得更深，以開展肩膀。接著練習幻椅式；這時你會發現，手臂可以舉得更高了。

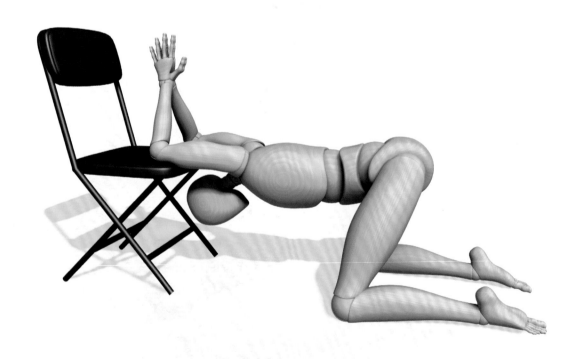

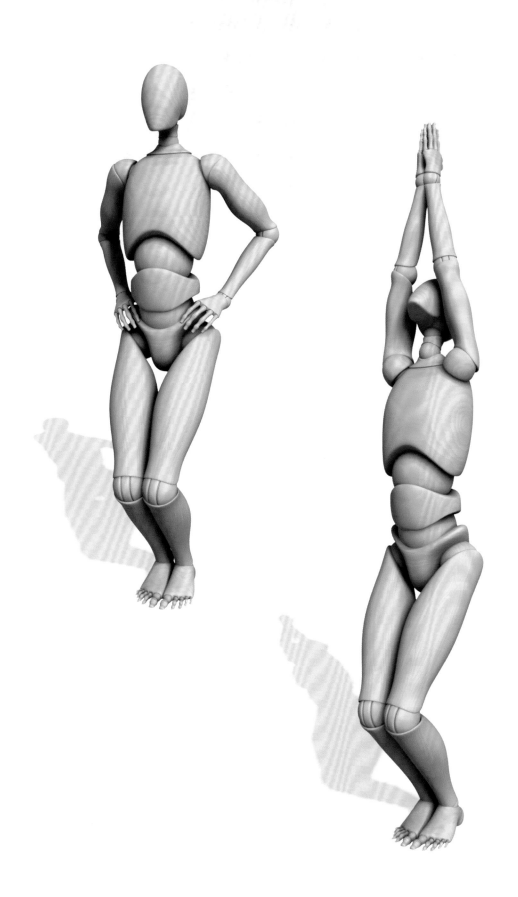

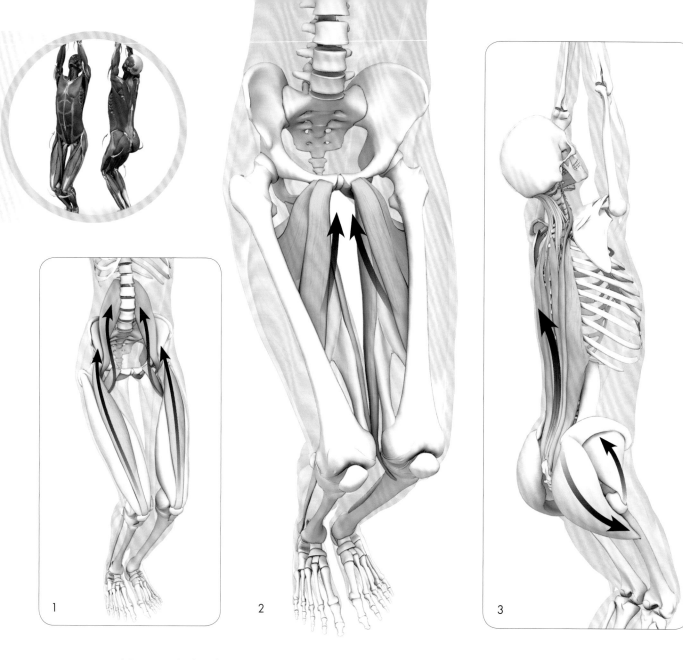

步驟一　啟動腰大肌和恥骨肌，以屈曲髖關節。彎曲膝關節，並啟動股四頭肌，穩固下半身。特別留意股四頭肌其中一頭，也就是股直肌，此時也協助髖屈肌。這是因為股直肌屬於多關節肌肉（橫跨一個以上的關節），起端始於骨盆骨前方。若要啟動股直肌，你必須觀想這條肌肉在動作。

步驟二　啟動大腿內側的內收肌群，夾緊雙腳膝關節。其中，內收長、短肌這兩條位置比較前面的肌肉，也有助於使骨盆前傾。

步驟三　啟動臀大肌，使骨盆往下、往後傾斜，藉此抵消因為髖關節屈曲而形成的骨盆前傾。請注意臀小肌。臀小肌在這個姿勢中協助髖關節屈曲。收縮豎脊肌和腰方肌，把軀幹舉起。

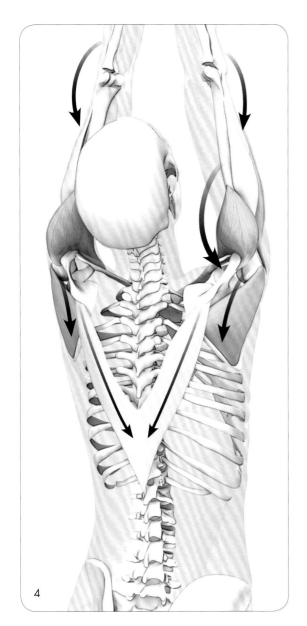 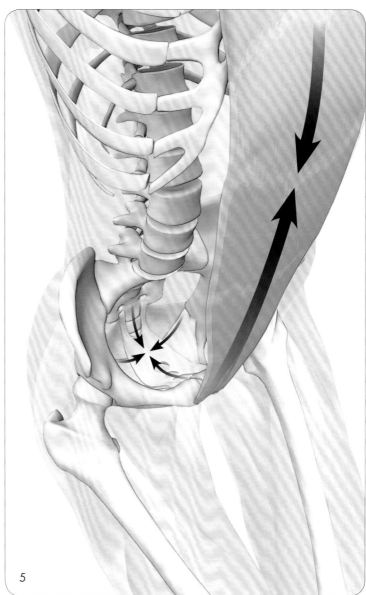

步驟四 啟動三角肌前半部，兩隻手臂往上舉。收縮肱三頭肌，以打直肘關節；啟動棘下肌，使肩膀外旋。啟動胸小肌和前鋸肌（如同山式），讓胸口往上開展。頭部後仰。

步驟五 最後收縮腹直肌，完成整個體位。腹直肌一旦收縮，就會把胸廓往下拉，伸展肋間肌。這也讓腹內壓力升高，產生「氣囊」的效果，得以穩固脊椎。啟動骨盆底肌肉，以創造根鎖。夾緊雙腳膝關節，同時啟動骨盆隔膜的肌肉，如此便能增強鎖印收縮的力量。這個動作又叫做肌肉動員。

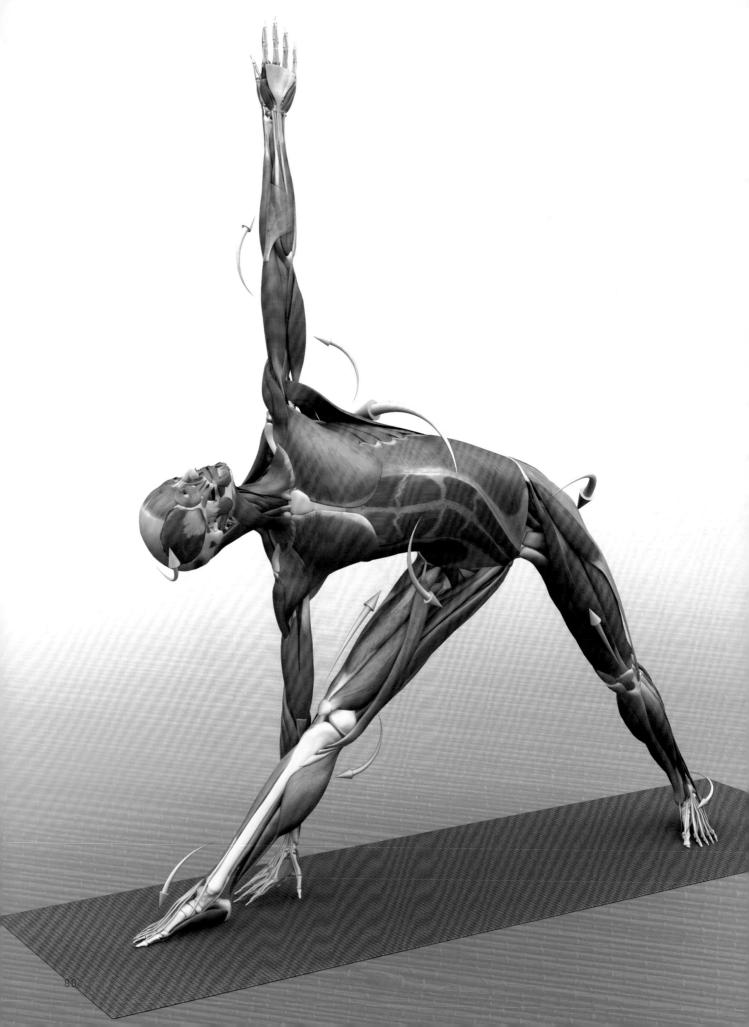

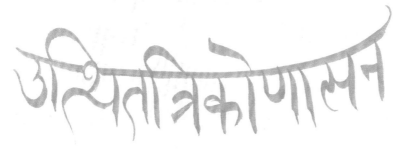

UTTHITA TRIKONASANA
三角伸展式

三角伸展式的首要重點是伸展前腳的膕旁肌，其次才是伸展軀幹上側以及後腳膕旁肌和腓腸肌。後腳髖關節外旋，骨盆前側也跟著打開。在這個體位中，要特別注意把全身重量平均分散於腳底。後腳嘗試往後擦，遠離前腳，以此啟動後腳的臀肌和股四頭肌。由於後腳實際上仍固定在瑜伽墊上，無法移動，往後擦的力量就會傳到後腳膝關節的背面，進而開展整個區域。請注意，背部上側曲線伸得越直，前腳膕旁肌就伸展得越多。這是因為啟動上側的腰方肌會使骨盆稍微前傾，連帶也把坐骨粗隆提了起來。請看圖片軀幹往上旋轉的箭頭，觀察這個動作與膕旁肌的關係。身體往上轉時，前腳膝關節容易向內轉。為了矯正這個情況，你要外旋後腳髖關節，保持前腳膝蓋指向正前方。蹠球壓入地板，形成一股螺旋的力量，沿整隻腳盤旋而上。這個動作再次說明肌肉共同啟動可以創造穩定性。

重要關節姿勢

- 前腳膝關節伸展
- 後腳膝關節伸展
- 後腳足部往內轉30度、旋後
- 前腳足部往外轉90度
- 軀幹側屈曲

- 前腳髖關節屈曲
- 後腳髖關節伸展、外旋
- 肩膀外展
- 肘關節完全伸展
- 頸椎轉動頭部，臉朝上

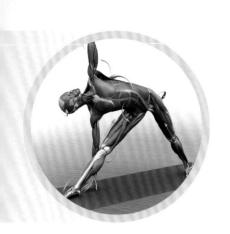

三角伸展式準備動作

先把後腳往內轉30度，前腳往外轉90度，如此一來，從前腳足跟往後畫一條線，會落在後腳足弓。啟動股四頭肌，以伸展膝關節；臀部收縮，把骨盆前側整個打開。

接下來，彎曲前腳膝關節，試著屈曲軀幹，把手肘壓在大腿上。這個動作可以單獨伸展、喚醒腰大肌。或者，你也可以試著把腳舉起，抵住手肘（也就是嘗試屈曲髖關節）。記住，腰大肌若不是讓軀幹往前腳上方屈曲，就是讓腿往軀幹方向屈曲。你可以用這兩個動作，對抗手肘抵住大腿的力道，藉此喚醒腰大肌。當你啟動腰肌，骨盆會前傾，坐骨粗隆則往後移。仔細去感覺，當你用這種方式移動膕旁肌的起端，膕旁肌是如何伸展得更多。再把前腳膝關節打直，以伸展膕旁肌止端周圍這塊區域；軀幹再往下側屈，深化體位。

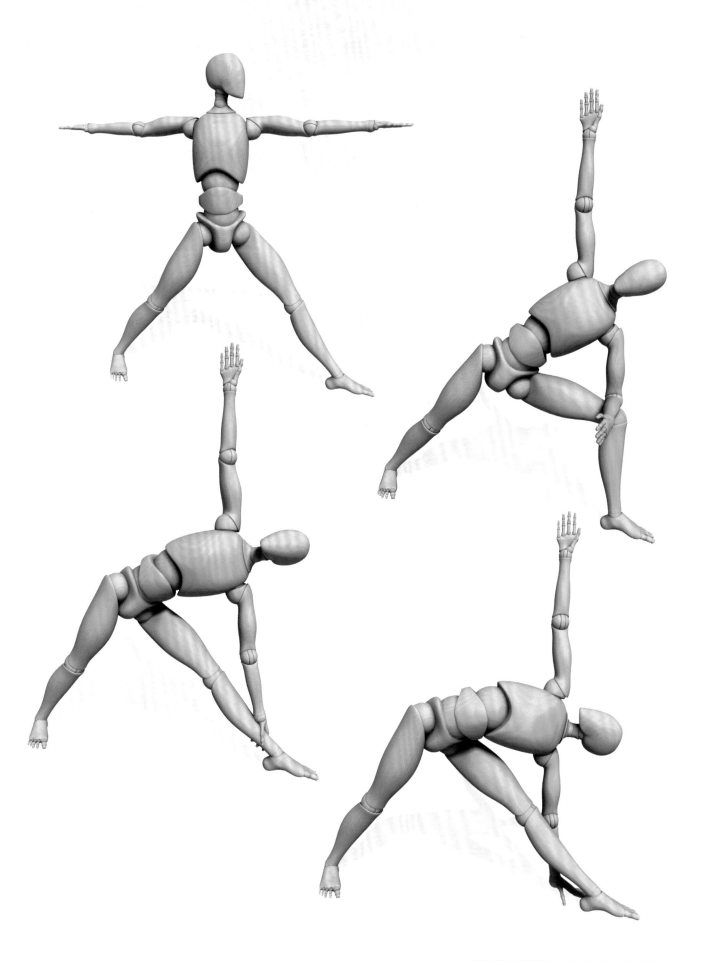

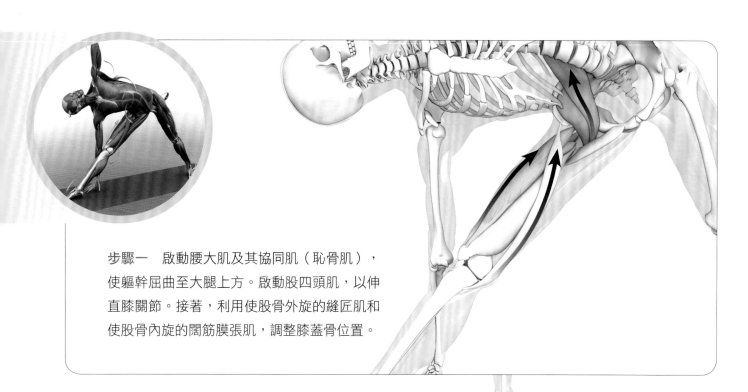

步驟一 啟動腰大肌及其協同肌（恥骨肌），使軀幹屈曲至大腿上方。啟動股四頭肌，以伸直膝關節。接著，利用使股骨外旋的縫匠肌和使股骨內旋的闊筋膜張肌，調整膝蓋骨位置。

步驟二 收縮脛骨前肌，使後腳足部往內轉，踝關節背屈。啟動股四頭肌，伸直膝關節；啟動闊筋膜張肌，使大腿內旋。這個動作可以修正後腳臀大肌收縮而使大腿外旋的情形。後腳固定在瑜伽墊上，然後試著往後拖，遠離前腳，以此啟動臀中肌。往後拖的力道可以開展膝關節背面，伸展這塊區域的膕旁肌和其他組織。

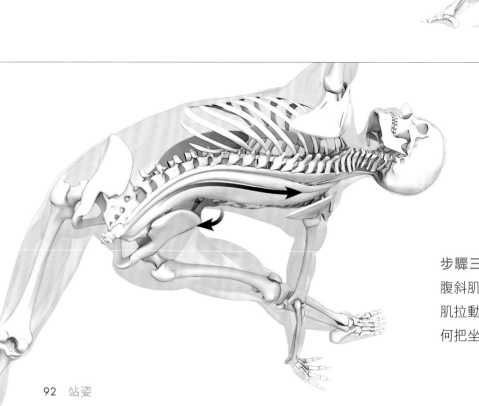

步驟三 啟動軀幹下側的豎脊肌和腹斜肌，以側屈軀幹。特別留意豎脊肌拉動骨盆的效果，以及這個動作如何把坐骨往上提。

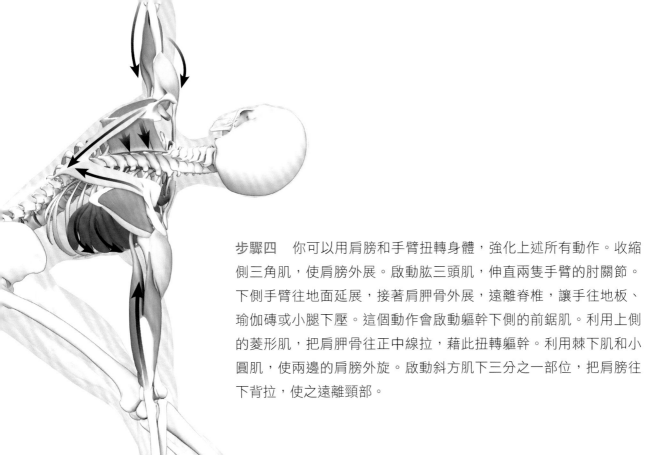

步驟四　你可以用肩膀和手臂扭轉身體，強化上述所有動作。收縮側三角肌，使肩膀外展。啟動肱三頭肌，伸直兩隻手臂的肘關節。下側手臂往地面延展，接著肩胛骨外展，遠離脊椎，讓手往地板、瑜伽磚或小腿下壓。這個動作會啟動軀幹下側的前鋸肌。利用上側的菱形肌，把肩胛骨往正中線拉，藉此扭轉軀幹。利用棘下肌和小圓肌，使兩邊的肩膀外旋。啟動斜方肌下三分之一部位，把肩膀往下背拉，使之遠離頸部。

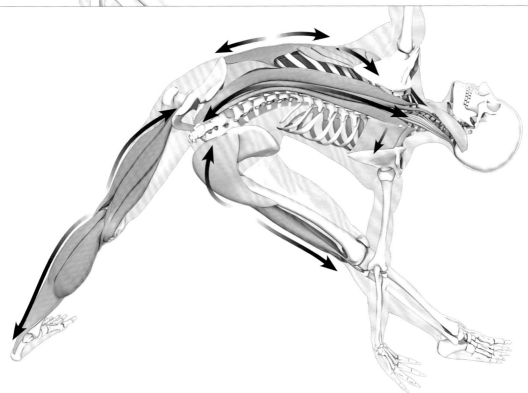

總結　仔細觀察剛才所啟動肌肉的拮抗肌，是如何伸展開來。前腳膕膀肌和臀大肌是三角伸展式的伸展重點，此外，軀幹上側的背肌與腹肌也處於伸展狀態。後腳的腓腸肌和比目魚肌因為足部內旋、踝關節背屈而伸展開來。下面那隻手伸向地板，因而拉長軀幹下側的菱形肌，而軀幹上側的肩胛骨往正中線拉，則會拉長上側的前鋸肌。

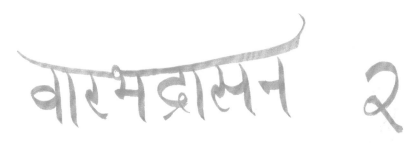

VIRABHADRASANA II
戰士二式

戰士二式體現了戰士的精神，展現蓄勢待發、堅定和勇氣。我之所以把戰士二式放在三角伸展式後面，是因為從生物力學上來說，循序漸進加深骨盆轉動的角度，動作將更為流暢，為你的練習創造連貫性。在三角伸展式或戰士二式，骨盆比較是面向軀幹前側。到了戰士一式和三式，骨盆則是向前腳扭轉。本書是以生物力學的邏輯來安排體位順序的：例如，蓄勢待發（戰士二式），準備發動（戰士一式），展開進擊（戰士三式）。每個戰士體位都有往前和往後的動作，同時具備上升與下沉的元素。這些潛在動作皆傳達精力充沛、發動前進的涵義。戰士二式的重點是鞏固和強化前腳，並開展骨盆前面與胸口。但練習這個體位容易出現駝背、往前偏移的情況。要矯正這種情形，必須伸直手臂，擴展胸部，展現這個體位所培養的內在力量與信心。後腳跟往地面扎穩，後手臂延伸，遠離身體，以此建立你的基座。這兩個動作可以固定身體，抵抗體位本身往前的動量，讓姿勢更穩定。如果前腳大腿疲乏了，稍微伸直膝關節，休息片刻之後再回到完成式。頭部微微後仰，眼睛凝視前方。

重要關節姿勢

- 後腳足部內旋 30 度、旋後
- 後腳膝關節伸展
- 後腳髖關節伸展、外旋
- 前腳髖關節和膝關節屈曲 90 度
- 雙肩外展、外旋
- 肘關節伸展
- 前臂旋前
- 頸椎轉動頭部

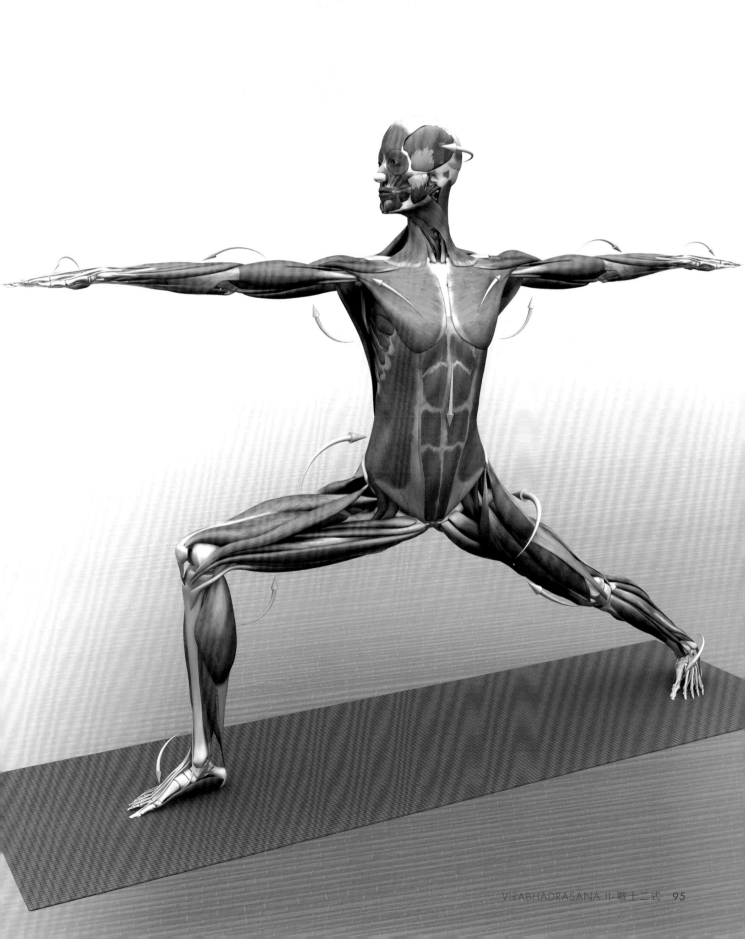

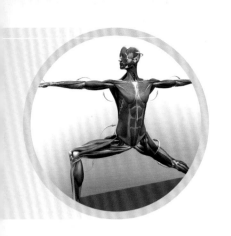

戰士二式準備動作

首先，前腳的髖關節和膝關節屈曲90度，接著把手肘放在大腿上，往下壓（如同三角伸展式的準備動作）。這個動作可以喚醒腰大肌等髖屈肌。前腳髖關節屈曲的同時，啟動後腳臀部與下背的肌肉，把軀幹舉起，開展胸口。剛開始練習，你可以在此停留久一點，訓練大腿肌耐力以維持姿勢。此時前腳膝關節屈曲一半即可。請注意，前腳的髖關節、大腿與小腿要隨時保持在同一平面，如此膝關節就不會向內或向外偏移，而會保持在踝關節正上方。練習這個體位時，你的注意力要環顧周身。例如當你伸直膝關節、讓前腳大腿休息片刻之時，還是要開展胸口，後腳跟牢牢固定在地板上。

你也可以拿張摺疊椅當支撐點，體驗胸部擴展的感覺。前腳彎曲，進入戰士二式；接著，雙手靠在椅背上，往下壓，挺起胸廓。這個動作可以啟動背闊肌、下斜方肌和菱形肌。然後雙手平舉，進入完成式。此時胸部依然保持挺立。

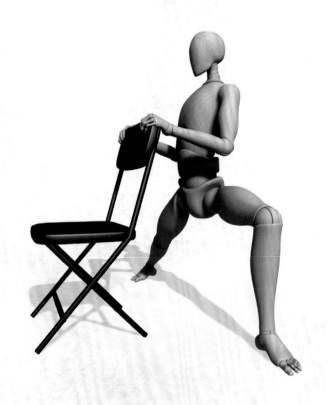

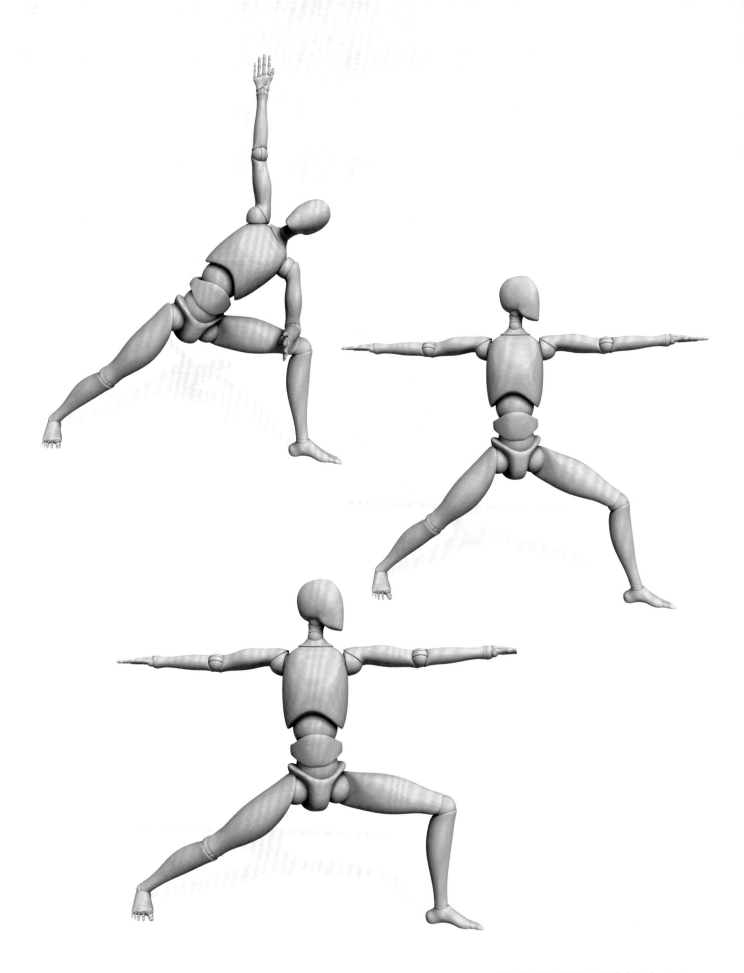

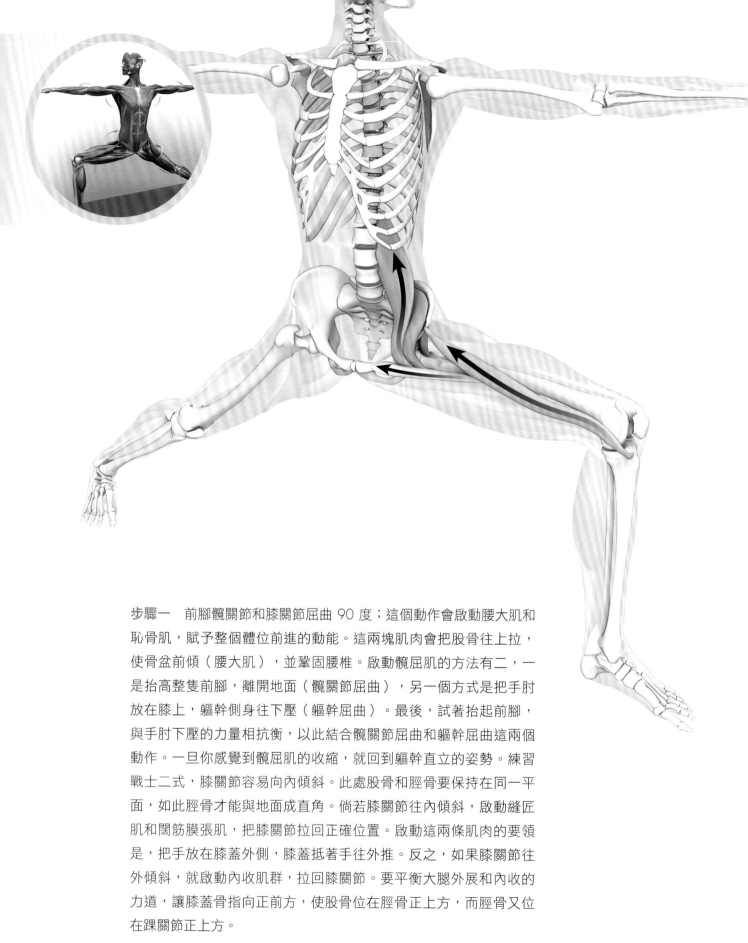

步驟一　前腳髖關節和膝關節屈曲 90 度；這個動作會啟動腰大肌和恥骨肌，賦予整個體位前進的動能。這兩塊肌肉會把股骨往上拉，使骨盆前傾（腰大肌），並鞏固腰椎。啟動髖屈肌的方法有二，一是抬高整隻前腳，離開地面（髖關節屈曲），另一個方式是把手肘放在膝上，軀幹側身往下壓（軀幹屈曲）。最後，試著抬起前腳，與手肘下壓的力量相抗衡，以此結合髖關節屈曲和軀幹屈曲這兩個動作。一旦你感覺到髖屈肌的收縮，就回到軀幹直立的姿勢。練習戰士二式，膝關節容易向內傾斜。此處股骨和脛骨要保持在同一平面，如此脛骨才能與地面成直角。倘若膝關節往內傾斜，啟動縫匠肌和闊筋膜張肌，把膝關節拉回正確位置。啟動這兩條肌肉的要領是，把手放在膝蓋外側，膝蓋抵著手往外推。反之，如果膝關節往外傾斜，就啟動內收肌群，拉回膝關節。要平衡大腿外展和內收的力道，讓膝蓋骨指向正前方，使股骨位在脛骨正上方，而脛骨又位在踝關節正上方。

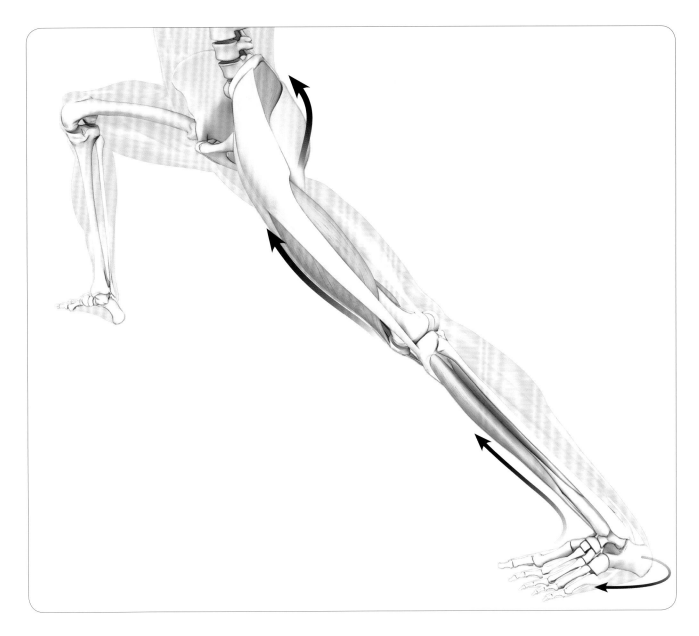

步驟二　前腳髖關節和膝關節屈曲，形成向前的動作，但這個動作又會由牢牢踩在地面的後腳足根到大腿所形成的肌力作用線所制衡。啟動脛骨前、後肌，使後腳足部內翻、踝關節背屈。接著把足跟外緣踩入瑜伽墊，並啟動股四頭肌，伸直膝關節。試著把後腳拖離前腳，以此收縮臀中肌，進而外展股骨。夾緊

臀部，尾骨往內捲，啟動臀大肌；這個動作會伸展股骨。此外，臀大肌也會外旋大腿，開展骨盆前側。最後內旋大腿，平衡臀大肌收縮所造成的外旋，如此後腳髖關節才會穩固。要內旋大腿得靠闊筋膜張肌，這條肌肉也會協助股四頭肌，並穩定後腳膝關節。

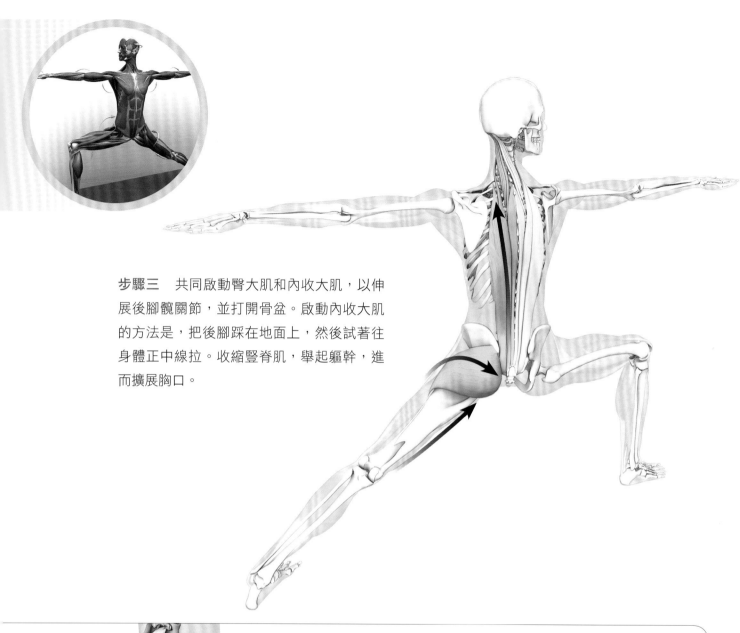

步驟三 共同啟動臀大肌和內收大肌,以伸展後腳髖關節,並打開骨盆。啟動內收大肌的方法是,把後腳踩在地面上,然後試著往身體正中線拉。收縮豎脊肌,舉起軀幹,進而擴展胸口。

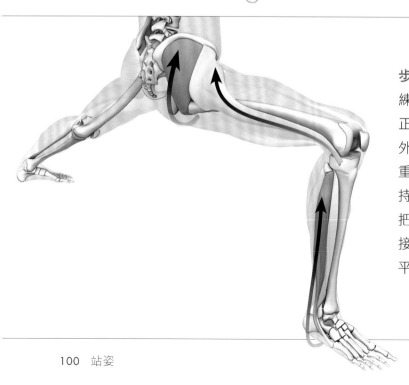

步驟四 後腳就定位之後,把注意力轉回前腳。練習戰士二式,前腳膝關節容易向內偏移。要修正這個情況,你得收縮闊筋膜張肌和臀中肌,以外展膝關節,讓膝蓋保持在踝關節正上方。身體重量主要落在足跟前半部,再用腳掌其餘部分保持身體穩定。先啟動小腿側面的腓骨長、短肌,把身體部分重量帶到蹠球,這個動作稱為外翻。接著再啟動脛骨前、後肌,形成內翻的動作,以平衡外翻(未顯示於圖中)。

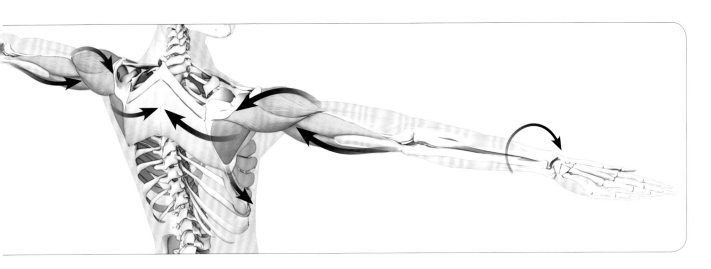

▲ **步驟五** 最後來到肩膀和手臂。啟動側三角肌與後三角肌,平舉手臂;接著用棘下肌和小圓肌,外旋位於肩關節處的上臂骨。以旋前圓肌和旋前方肌使掌心朝下(旋前)。仔細觀察,一旦結合了肩膀外旋和前臂旋前這兩個動作,就會從上而下創造螺旋的效果,穩定手臂。收縮菱形肌,把肩胛骨往脊椎的方向拉;同時啟動前鋸肌,將兩隻手臂分得更開。共同啟動這兩塊肌肉,可以固定肩胛骨,擴展胸口。接著啟動前面手臂的菱形肌,和後面手臂的前鋸肌,進一步調整姿勢。收縮肱三頭肌,伸直肘關節。肱三頭肌的長頭也可以幫忙拉動肩胛骨,使之遠離正中線,開展肩膀。

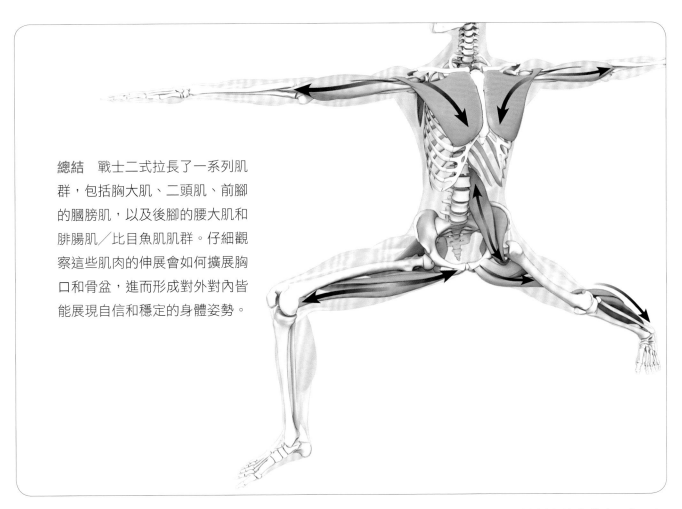

總結 戰士二式拉長了一系列肌群,包括胸大肌、二頭肌、前腳的膕膀肌,以及後腳的腰大肌和腓腸肌/比目魚肌肌群。仔細觀察這些肌肉的伸展會如何擴展胸口和骨盆,進而形成對外對內皆能展現自信和穩定的身體姿勢。

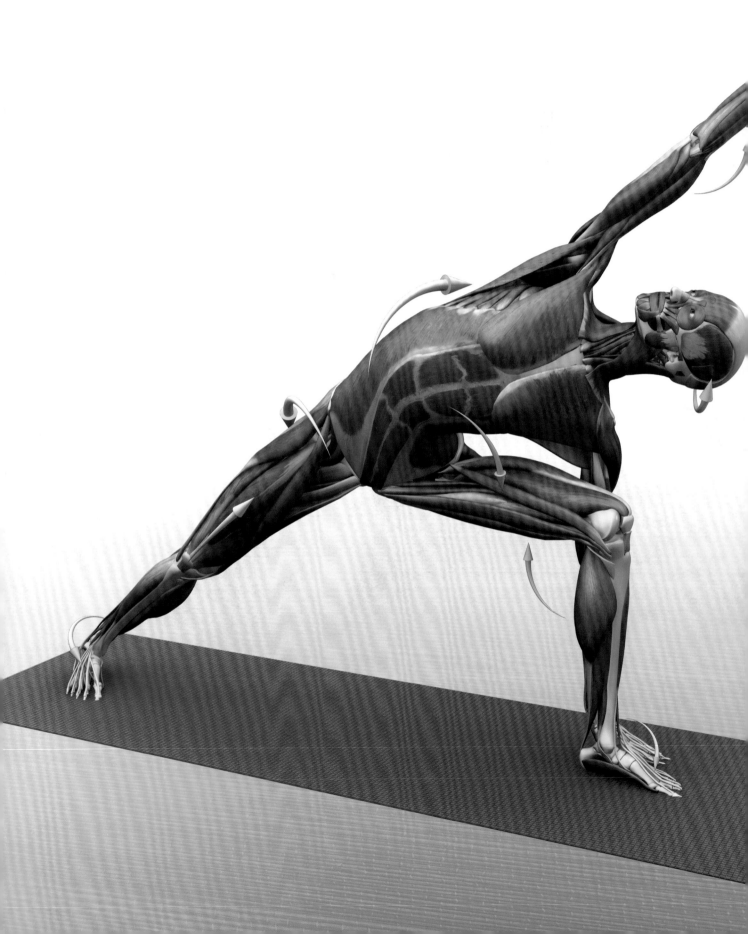

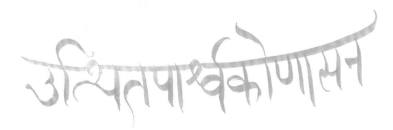

UTTHITA PARSVAKONASANA
側角伸展式

另一個展現體位連貫性的動作是側角伸展式,因為戰士二式完成之後,身體很自然就會進入側角伸展式的動作。當你在練習式戰士二式,想像自己跨出一大步,準備把矛投擲出去,而側角伸展式正是投擲動作。軀幹從戰士二式的直立,到側角伸展式的側身屈曲。後手臂則是從身側伸展出去,變成越過頭部伸展出去。肩膀、手臂前伸的動作,一旦結合了後腳足部穩扎在地板上的動作,就能把身體上半側伸展開來。後腳內旋,前腳外旋90度。後腳膝關節伸直,髖關節外旋。軀幹往前腳大腿上方屈曲,從腹部把胸口往上扭轉。如此一來,軀幹下側縮短,上側伸展。仔細觀察,肩膀和骨盆傾斜的方向正好相反,兩處必須透過脊椎相互連結。前腳壓在地板上,重量起初落在足跟後半部,之後再分散至蹠球和腳趾頭。臉部微微往上轉,頭部後仰。

記住,呼吸是側角伸展式的根本。利用呼吸輔助肌開展胸部,讓你在吸氣時可以吸得更深,吐氣時放得更鬆。扭轉身體能啟動腹肌,此時再搭配內肋間肌和肺部的彈性回縮(elastic recoil),會有助於吐氣。記住,呼吸進出要輕緩,使用勝利式呼吸法,呼吸聲彷彿沙灘上的波浪。

重要關節姿勢

- 後腳足部內旋 30 度,旋後
- 前腳足部外旋 90 度
- 後腳膝關節伸展
- 後腳髖關節伸展、外旋
- 軀幹側屈,往上旋轉
- 下側肩關節外展,肘關節伸展

- 上側手臂高舉過頭,外展、屈曲,肘關節伸展
- 上側前臂旋前
- 頸椎轉動頭部,臉朝上,頸部稍微伸展

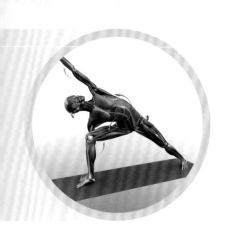

側角伸展式準備動作

側角伸展式的準備工作是單獨伸展並啟動腰大肌。一開始,身體稍微往後仰,高舉手臂,把身體前半部伸展開來。接著,如右頁上圖所示,手肘頂住大腿,用軀幹重量往下壓。接著收縮後腳臀部肌肉。仔細觀察,前腳腰大肌和後腳臀大肌一旦共同收縮,就可以穩定骨盆了。伸直後腳膝關節,把足跟壓入地板。下方手臂往下伸展,放在瑜伽磚上或地面。用軀幹的力量往瑜伽磚下壓,以此重新啟動腰大肌(屈曲軀幹)。最後,胸口往上轉,從手指尖一路伸展到後腳足跟。

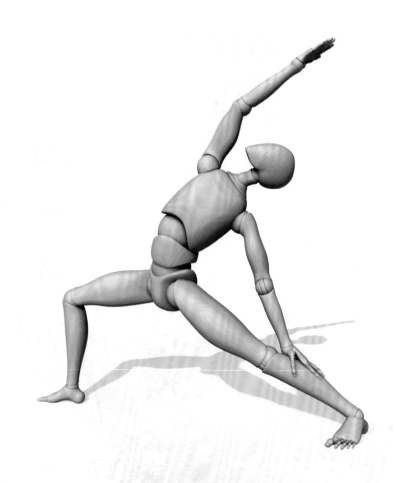

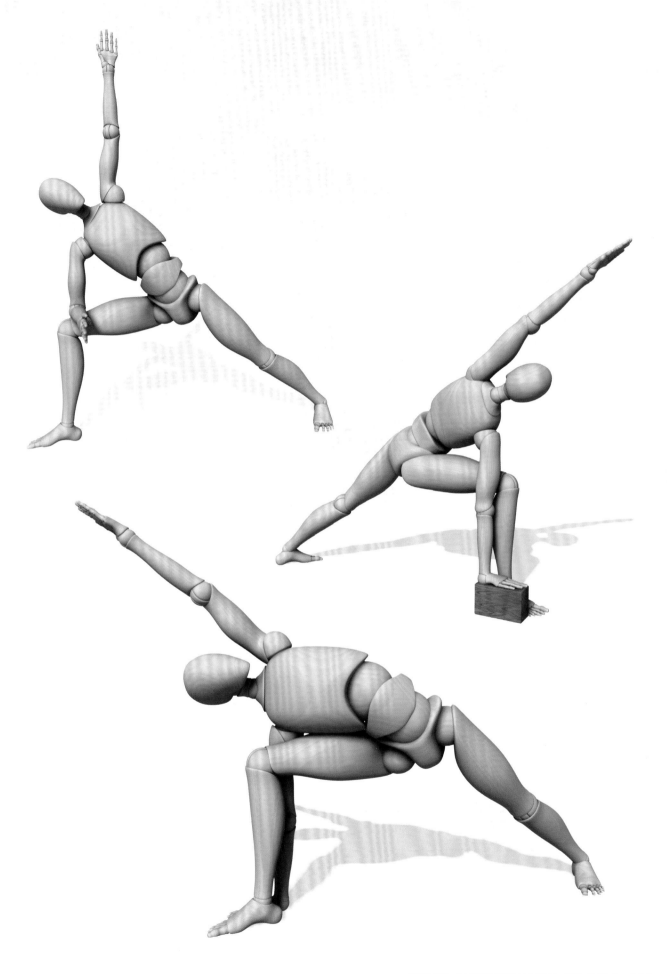

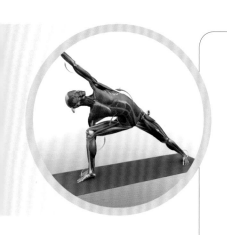

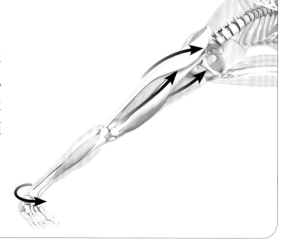

步驟一 收縮軀幹下側的腹肌、髖屈肌，以及脊椎的旋轉肌和屈肌，使軀幹往前腳上方側彎。這牽涉到幾個層次的動作：股骨屈曲，骨盆往前傾，以及啟動背部深層肌肉，使脊椎側屈、旋轉。

步驟二 收縮脛骨後肌，把後腳足部往內轉（內旋），牢牢固定在地板上。接著啟動脛骨前肌，嘗試把足背往脛骨的方向拉，使足跟下壓。啟動股四頭肌及其協同肌闊筋膜張肌，以伸直膝關節。共同啟動臀中肌和內收大肌，以穩固髖臼窩裡的股骨。啟動這兩塊肌肉的要領是，嘗試把後腳足部拖離前腳，同時腳底壓入地板。

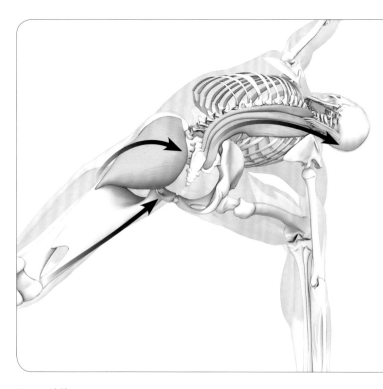

步驟三 如圖所示，各種肌肉結合運用，一方面得以伸展軀幹後半部，同時又開展軀幹前半部。臀大肌在此就像一塊基石，伸展、外旋後腳股骨，內收大肌則協助伸展。同時啟動這兩塊肌肉的要領是，把後腳的腳底壓入地板，然後拖往瑜伽墊後側。啟動軀幹下側的豎脊肌，以此屈曲軀幹，並把胸腔往前、往上開展。啟動豎脊肌的要領是，加深軀幹下側背部的內凹弧線。

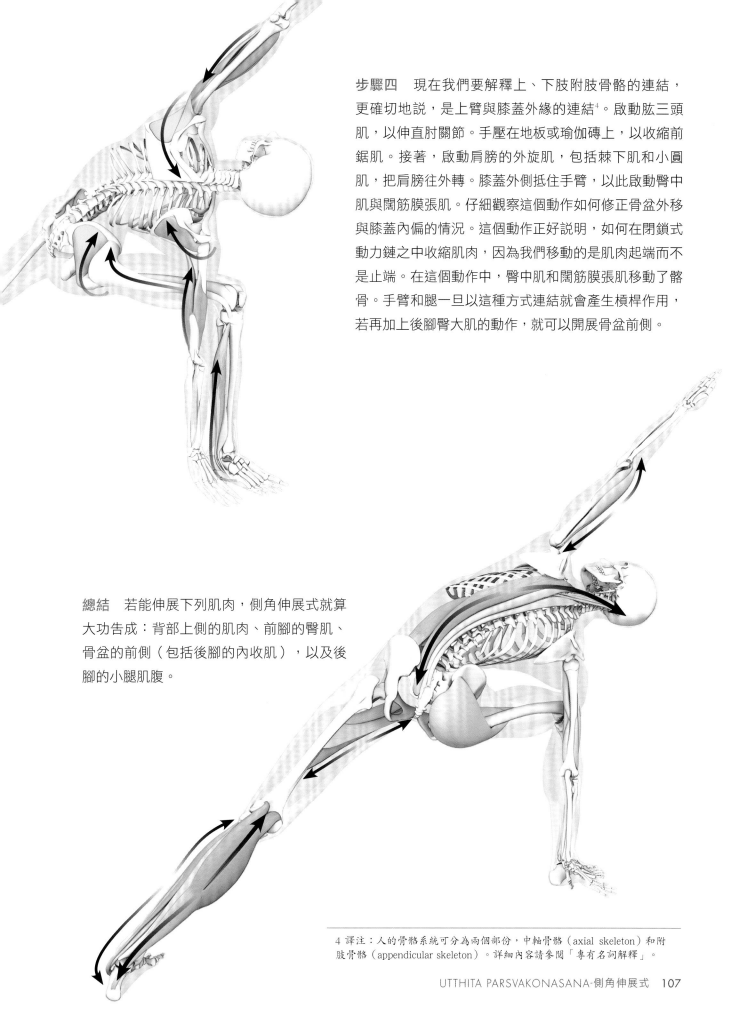

步驟四　現在我們要解釋上、下肢附肢骨骼的連結，更確切地說，是上臂與膝蓋外緣的連結[4]。啟動肱三頭肌，以伸直肘關節。手壓在地板或瑜伽磚上，以收縮前鋸肌。接著，啟動肩膀的外旋肌，包括棘下肌和小圓肌，把肩膀往外轉。膝蓋外側抵住手臂，以此啟動臀中肌與闊筋膜張肌。仔細觀察這個動作如何修正骨盆外移與膝蓋內偏的情況。這個動作正好說明，如何在閉鎖式動力鏈之中收縮肌肉，因為我們移動的是肌肉起端而不是止端。在這個動作中，臀中肌和闊筋膜張肌移動了髂骨。手臂和腿一旦以這種方式連結就會產生槓桿作用，若再加上後腳臀大肌的動作，就可以開展骨盆前側。

總結　若能伸展下列肌肉，側角伸展式就算大功告成：背部上側的肌肉、前腳的臀肌、骨盆的前側（包括後腳的內收肌），以及後腳的小腿肌腹。

---

4 譯注：人的骨骼系統可分為兩個部份，中軸骨骼（axial skeleton）和附肢骨骼（appendicular skeleton）。詳細內容請參閱「專有名詞解釋」。

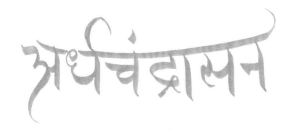

ARDHA CHANDRASANA
半月式

半月式的重點是，有力地伸展站立腿背面的膕旁肌、臀肌和腓長肌。其次才是保持身體平衡的動作。不過這兩個動作是相互關連的。例如，收縮站立腿的股四頭肌和髖屈肌，不但對保持身體平衡大有幫助，同時又能創造生理學上的交互抑制作用，放鬆站立腿背面伸展中的肌肉（膕旁肌和臀肌）。前面兩個體位（戰士二式和側角伸展式）發展到最後，很自然會演變成半月式：身體往前推出去，形成平衡的姿勢。若能依照本書安排的順序練習，體位之間不但十分連貫，還能創造一加一大於二的效果。

練習半月式時，我們利用三角伸展原則，針對單一肌肉伸展。當我們說到三角伸展，指的不必然是幾何學上的三角形，而是概念上的三角形，也就是說，兩個結構動作一起作用，進而影響第三方。軀幹屈曲會使骨盆前傾，而把站立腿膕旁肌的起端（坐骨粗隆）往上拉，這就構成三角形的一角。而站立腿伸直，就會把膕旁肌的止端朝另一個方向帶，於是形成三角形的另一個角。兩個動作結合，就能把站立腿的膕旁肌拉長（伸展），創造了我們概念性三角形的頂點。

那麼，如何做到半月式的次要重點保持平衡？我們如何把物理基本原則應用在體位練習上？首先，如果你失去平衡，可以彎曲站立腿，讓身體恢復穩定；上抬腿稍微放下也會有所幫助。這兩個動作會降低身體重心，身體較易保持平衡。重獲平衡之後，就可以啟動股四頭肌，伸直站立腿，同時髖關節往大腿方向屈曲。要懂得利用上抬腿來平衡，一如走鋼絲者手上握的竿子。也就是說，當你開始往後傾斜，就把上抬腿往前移；當你開始往前傾斜，就把上抬腿往後移。呼吸是半月式的一貫背景；把注意力放在呼吸上，將有助於你保持平衡。

重要關節姿勢

- 站立腿髖關節屈曲
- 膝關節伸展
- 上抬腿髖關節外旋
- 肩關節外展
- 頸椎轉動頭部，臉朝上或保持中立

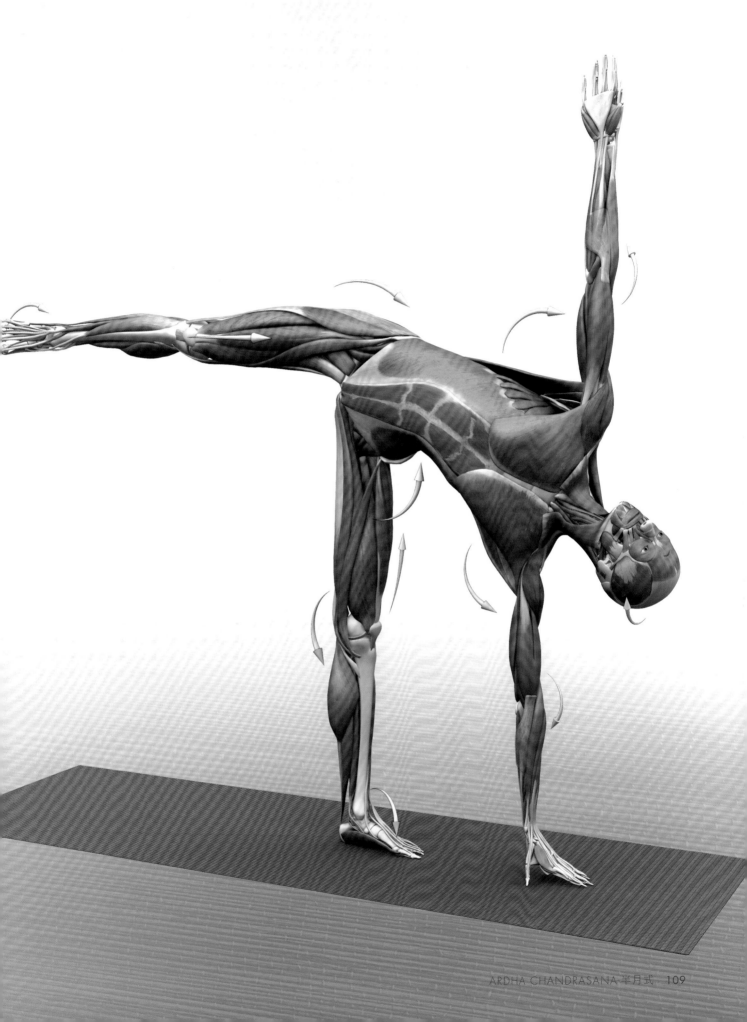

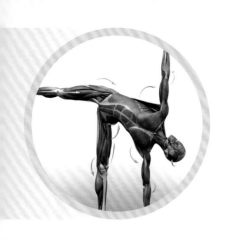

半月式準備動作

身體前彎，手肘頂住膝關節，用軀幹的力量往下壓，藉此啟動腰大肌。或者，直接進入淺層的三角伸展式。接下來，站立腿彎曲，後腳足部往前移動約莫一個腳掌的長度；同時，把手放在站立腿前方外側約 30 公分之處。

把重量往前移到手掌，接著後腳伸直、平舉，像是一座翹翹板。站立腿保持彎曲，骨盆保持在踝關節正上方。最後，啟動股四頭肌，以伸直站立腿，把身體舉起，這個動作就像一座千斤頂。用上側手臂保持平衡，並以之為槓桿，扭轉、擴展胸口。

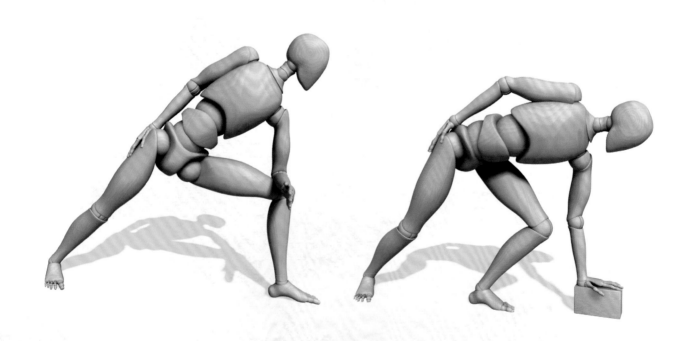

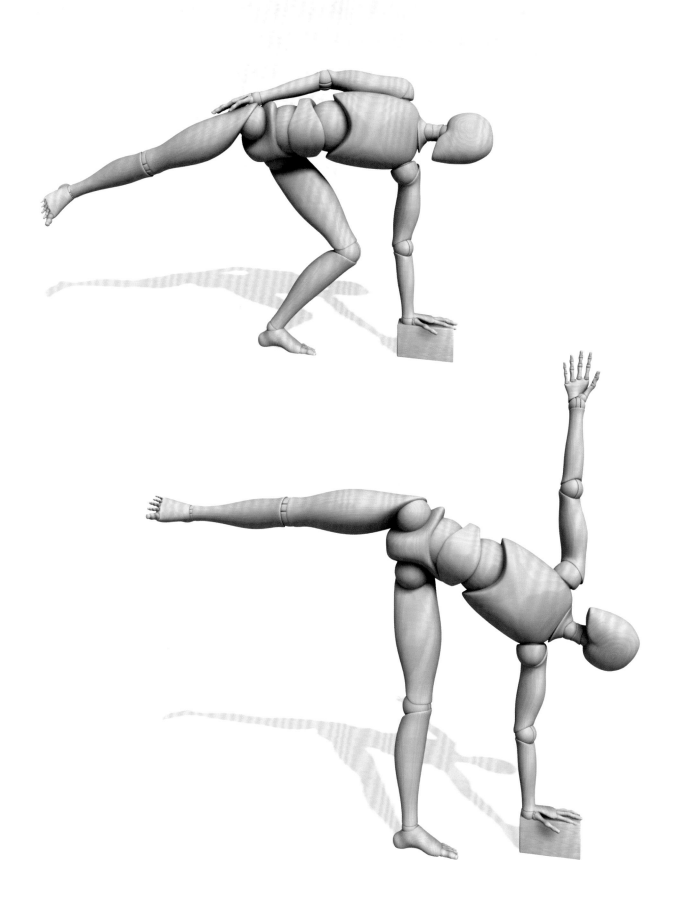

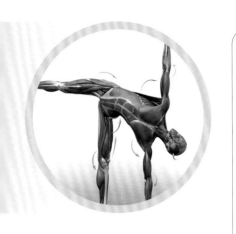

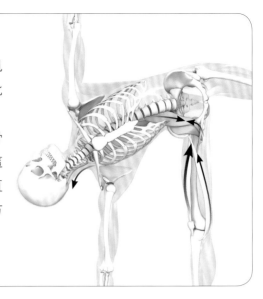

步驟一 啟動腹斜肌、背部深層肌肉和髖屈肌,側屈軀幹。利用此圖,幫助你觀想這些肌肉收縮。請注意,股直肌和縫匠肌橫跨骨盆和髖關節,所以你可以利用這兩塊肌肉協助髖屈肌。啟動股直肌的要領是,把膝蓋往骨盆的方向提起。

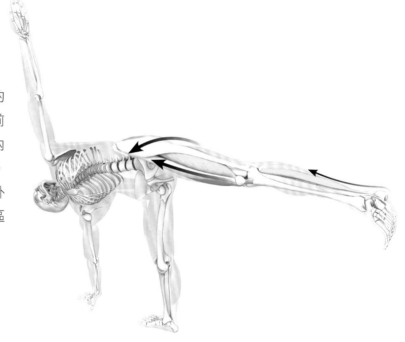

步驟二 啟動髖關節的外展肌群(臀中肌、臀小肌和闊筋膜張肌),舉起後腳。你的目標之一,是要使上抬腿的膝蓋骨面向正前方,如此就能啟動臀中肌和闊筋膜張肌,內旋大腿骨。啟動股四頭肌,以伸直膝關節。收縮小腿外側的腓骨長、短肌,使足部外翻。這個動作可以把腳底打開,刺激這塊區域的小脈輪。

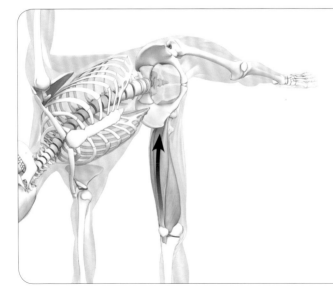

步驟三 用力收縮站立腿的股四頭肌。這會伸直膝關節,把骨盆和軀幹往上提。膝關節一伸展,就會拉開站立腿的膕旁肌,使之位於小腿的止端遠離坐骨粗隆上的起端。收縮股四頭肌,會啟動膕旁肌的交互抑制作用,促使膕旁肌放鬆,安全伸展開來。

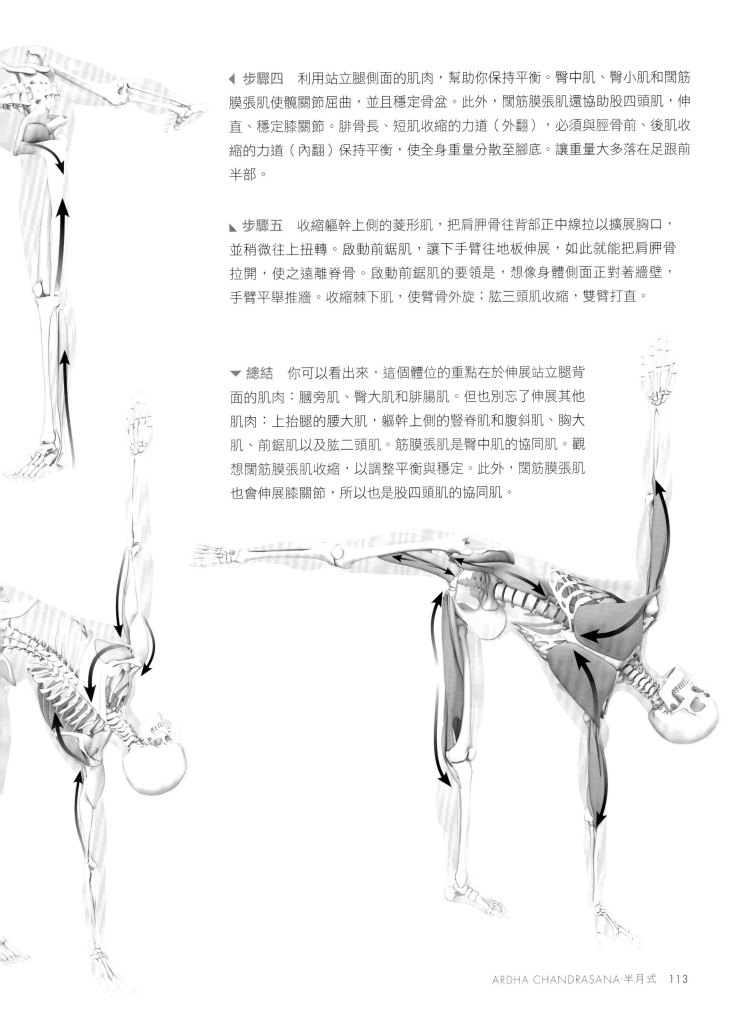

步驟四 利用站立腿側面的肌肉，幫助你保持平衡。臀中肌、臀小肌和闊筋膜張肌使髖關節屈曲，並且穩定骨盆。此外，闊筋膜張肌還協助股四頭肌，伸直、穩定膝關節。腓骨長、短肌收縮的力道（外翻），必須與脛骨前、後肌收縮的力道（內翻）保持平衡，使全身重量分散至腳底。讓重量大多落在足跟前半部。

步驟五 收縮軀幹上側的菱形肌，把肩胛骨往背部正中線拉以擴展胸口，並稍微往上扭轉。啟動前鋸肌，讓下手臂往地板伸展，如此就能把肩胛骨拉開，使之遠離脊骨。啟動前鋸肌的要領是，想像身體側面正對著牆壁，手臂平舉推牆。收縮棘下肌，使臂骨外旋；肱三頭肌收縮，雙臂打直。

總結 你可以看出來，這個體位的重點在於伸展站立腿背面的肌肉：膕旁肌、臀大肌和腓腸肌。但也別忘了伸展其他肌肉：上抬腿的腰大肌，軀幹上側的豎脊肌和腹斜肌、胸大肌、前鋸肌以及肱二頭肌。筋膜張肌是臀中肌的協同肌。觀想闊筋膜張肌收縮，以調整平衡與穩定。此外，闊筋膜張肌也會伸展膝關節，所以也是股四頭肌的協同肌。

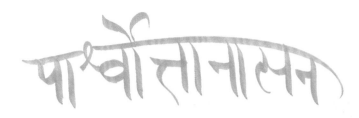

PARSVOTTANASANA
手臂反轉祈禱式
（加強側伸展式）

練習手臂反轉祈禱式，骨盆要轉向前腳。為了使練習更流暢，我把這個體位安排在半月式之後。後續的動作，骨盆轉動幅度更大，所以把手臂反轉祈禱式安排在此，以符合漸次轉動骨盆的順序：一開始，骨盆面向前方，接著轉向前腳，最後再大幅扭轉，進入扭轉三角式此類扭轉體位。旋轉骨盆可以改變後腳臀肌和前腳髖屈肌的肌肉纖維走向，如此一來，你便能從各個角度啟動肌肉。從這個例子，你可以學會如何設計自己的練習清單，稍微改變體位順序，卻能讓練習更為連貫，有效喚醒肌群。如此一來，整體效果會勝過只是把所有體位從頭到尾走過一遍。

手臂反轉祈禱式的伸展重點是前腳的膕旁肌。要記得有力地啟動股四頭肌和髖屈肌，促進膕旁肌的交互抑制作用。當你在啟動這些肌肉時，仔細觀察膕旁肌伸展的變化。次要重點則是伸展後腳膕旁肌和腓腸肌。骨盆位置、後腳的髖關節和足部，都與伸展這兩塊肌肉息息相關。若要加強膕旁肌和腓腸肌伸展的效果，你可以試著在瑜伽墊上，把後腳拖離前腳，開展膝關節背面。

傳統上，練習手臂反轉祈禱式，雙手必須轉到後背合十。從這個例子可以看出，古代瑜伽師會設計各種方法伸展一些藏在底層、難以控制的肌肉，像是棘下肌、小圓肌以及三角肌等肩關節外旋肌。注意，伸展的腕部不可施壓過度。

重要關節姿勢

- 後腳足部內旋30度、旋後
- 前腳足部外旋90度
- 軀幹屈曲
- 前腳髖關節屈曲、外旋
- 後腳髖關節內旋

- 膝關節伸展
- 肩關節內旋
- 腕關節伸展
- 頸椎稍微屈曲

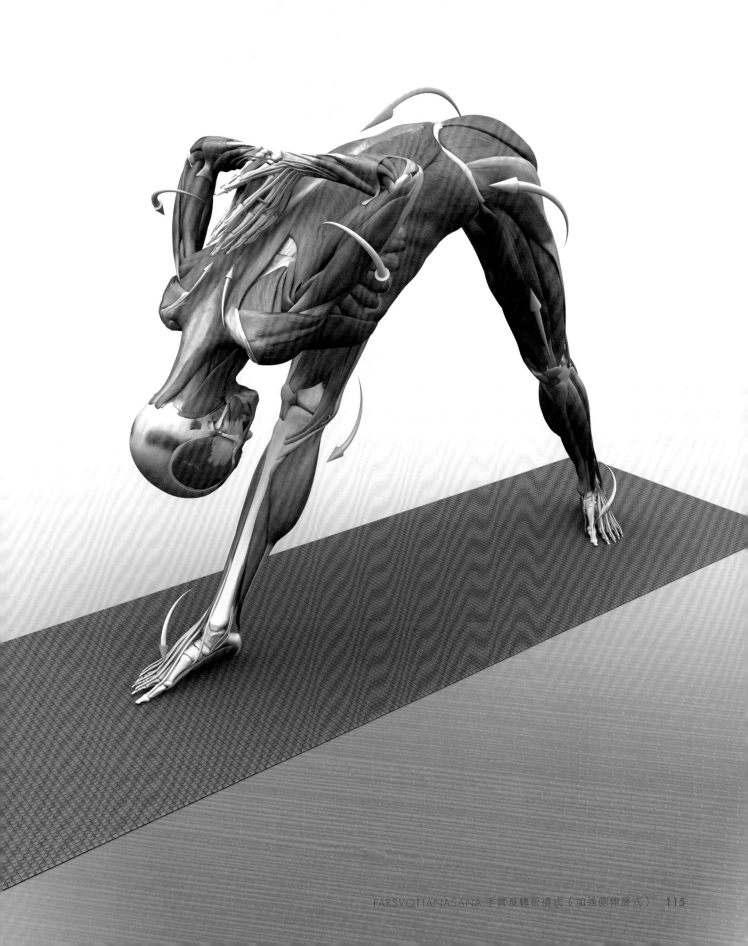

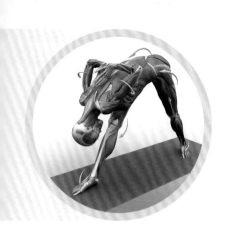

手臂反轉祈禱式準備動作

首先，以山式或雙腳張開站立，雙手反轉到後背合十。不要把雙手強行拗進這個姿勢，否則會傷到手腕（也避免其他人將你雙手反折到後背合十）。肩膀旋前，以放鬆外旋肌。趁著外旋肌放鬆之際，放在後背的雙手往上移；接著，再把你的肩膀往後繞轉。如果雙手無法輕鬆反轉合十，就在手肘、前臂或手腕處交握即可。後腳內旋約 30 度，前腳外旋 90 度。深吸一口氣，挺起胸口。前腳膝關節彎曲，以放鬆膕旁肌，使軀幹可以碰到或靠近大腿。肩膀如果很緊，就如下圖所示，雙手放在前腳兩側。軀幹緊靠大腿，以啟動髖關節與軀幹的屈肌。軀幹繼續維持這個姿勢，接著收縮股四頭肌，以伸直膝關節。倘若你覺得前腳背面緊繃，身體稍微離開大腿。離開這個體位時，前腳的股骨和小腿要保持在同一垂直面上，小心解開動作。先彎曲前腳膝關節，接著打直，用腳的力量順勢把身體推起。利用背部的伸展肌，挺起胸部。

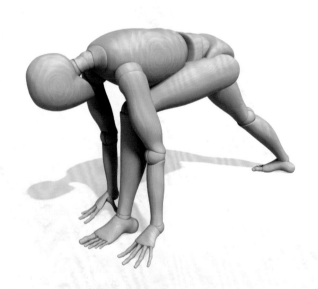

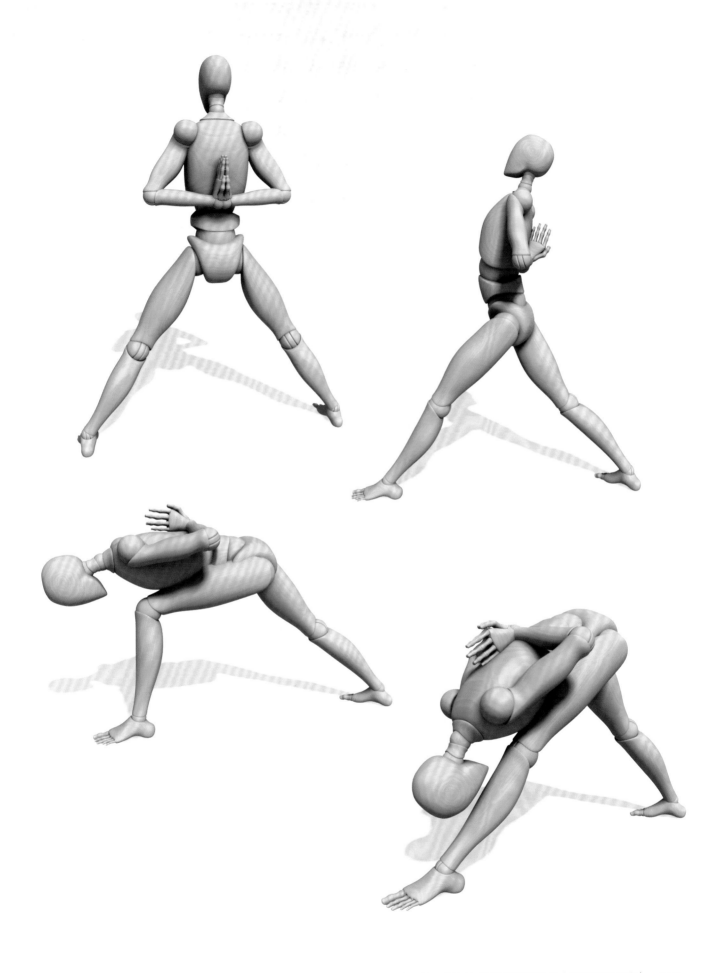

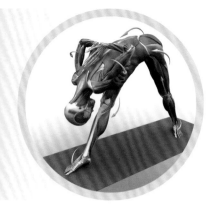

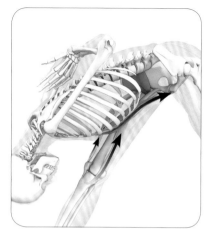

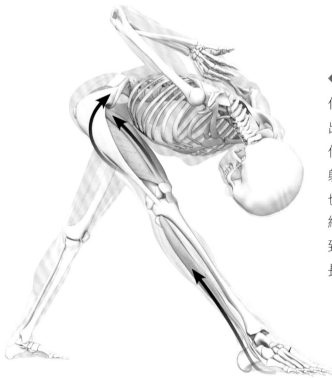

步驟一 利用髖關節和軀幹的屈肌,把軀幹拉到大腿上方。腰大肌是主要的髖屈肌,使骨盆前傾,並把坐骨粗隆(膕旁肌的起端)往上、往後提高。這個動作會伸展前腳的膕旁肌。股直肌是股四頭肌其中一頭,從大腿跨越到髖關節。所以在你啟動股四頭肌以伸直膝關節之時,股直肌會協助腰大肌屈曲髖關節。啟動腹肌群(包括腹直肌)使軀幹向前屈曲。

步驟二 收縮股四頭肌,以打直膝關節,並伸展膕旁肌。你會發現膕旁肌開始變得緊繃。這是因為肌肉一伸展,自然出現收縮的反應,此乃下意識的反射動作,避免肌肉撕裂。你可以啟動拮抗肌群(也就是股四頭肌),安全解除這個反射動作。而股四頭肌一啟動,同時又觸發另一個反射動作,也就是交互抑制作用,命令膕旁肌放鬆,進而伸展。

練習手臂反轉祈禱式,體重很容易偏移到前腳足部外側,導致踝關節內翻。要修正這情況,你必須啟動腿部外側的腓骨長、短肌,使踝關節外翻,把蹠球緊緊壓入瑜伽墊。

步驟三 接著是後腳這個次要重點。後腳膝關節伸直,踝關節往內轉、背屈。啟動股四頭肌,以伸展膝關節;啟動脛前肌,使踝關節背屈;啟動脛後肌,讓腳掌內翻。 這個動作會創造膕旁肌和腓腸肌/比目魚肌肌群的交互抑制作用,使之放鬆,進而伸展。若要增加伸展強度,你可以試著把後腳往後拖,使之遠離前腳。這個方法會刺激後腳的臀肌和內收大肌收縮。接著,收縮的力道會傳遞到膝關節背面,使膕旁肌和腓腸肌/比目魚肌肌群進一步伸展。

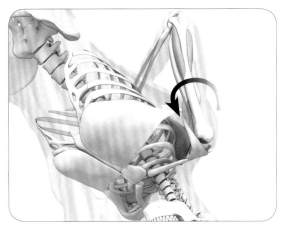 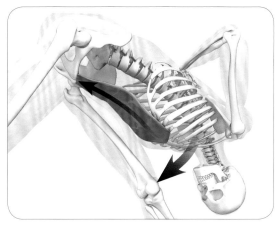

步驟四 仔細觀察把雙手帶到後背合十的肌群。在生物力學作用下，這個姿勢使肩關節的外旋肌伸展。你可以收縮胸大肌下段，增加伸展的強度。收縮胸大肌的訣竅是把肩膀往前繞轉，以收縮前胸肌肉。而讓手臂高舉過頭的前三角肌群，也會使肩關節內旋。觀想這些肌肉收縮，加強內旋的幅度。同時，還要觀想肩

胛骨內側的肩胛下肌收縮，使肩關節內旋。彎曲肘關節，以啟動肱二頭肌，協同肩胛下肌一起作用。手臂即使放在後背，也要訓練自己學會啟動這些肌肉。啟動腹直肌，使軀幹屈曲。仔細去感覺這個動作如何提高肩膀伸展的程度。

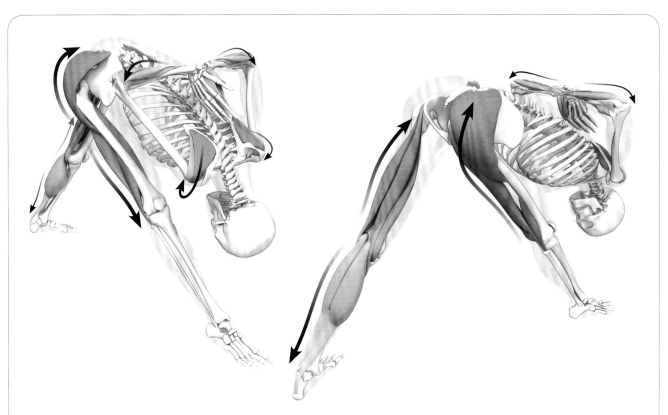

總結 本圖呈現雙手在背後反轉合十的情況下所有伸展的肌肉。這些肌肉包括旋轉肌群的棘下肌、小圓肌以及屈腕肌。雖然這個體位的重點在

前腳的膕旁肌和臀肌，你還是可以按照上述步驟，強化後腳膕旁肌和腓腸肌／比目魚肌肌群的伸展。

वीरभद्रासन २

VIRABHADRASANA I
戰士一式

從戰士一式可以看出，同步動作方向雖然不同，但只要保持平衡，便可產生穩如泰山的效果。啟動前腳的髖屈肌和後腳的髖伸肌，使骨盆下沉、穩定，與此同時，胸部要往天空的方向挺起。此外，屈曲前腳髖關節和膝關節，感覺像是前進一般，但同時要伸展後腳髖關節和膝關節，使後腳足部緊貼在瑜伽墊上。這些同步動作會使身體充滿能量，彷彿一名短跑選手準備從起跑點衝出。

在安排站姿體位順序時，我們把戰士一式放在手臂反轉祈禱式之後，以創造綜效進展（synergistic progression）之效，使骨盆從原本面向前方（三角伸展式和戰士二式），繼續扭轉，直到正對著前腳（戰士一式）。此外，把戰士一式安排在手臂反轉祈禱式之後，也可利用身體往上伸展的動作（戰士一式）來平衡往前摺疊的姿勢（手臂反轉祈禱式）。在手臂反轉祈禱式裡，軀幹往前腳的方向摺疊，身體背部伸展相當徹底；而戰士一式把軀幹抬起，從核心部位慢慢展開，通過胸腔，往上伸展。

重要關節姿勢

- 後腳足部內旋 30 度、旋後
- 前腳足部外旋 90 度
- 後腳髖關節和膝關節伸展
- 前腳髖關節和膝關節屈曲

- 肩關節屈曲，雙手高舉過頭
- 肘關節伸展
- 背部伸展
- 頸椎伸展

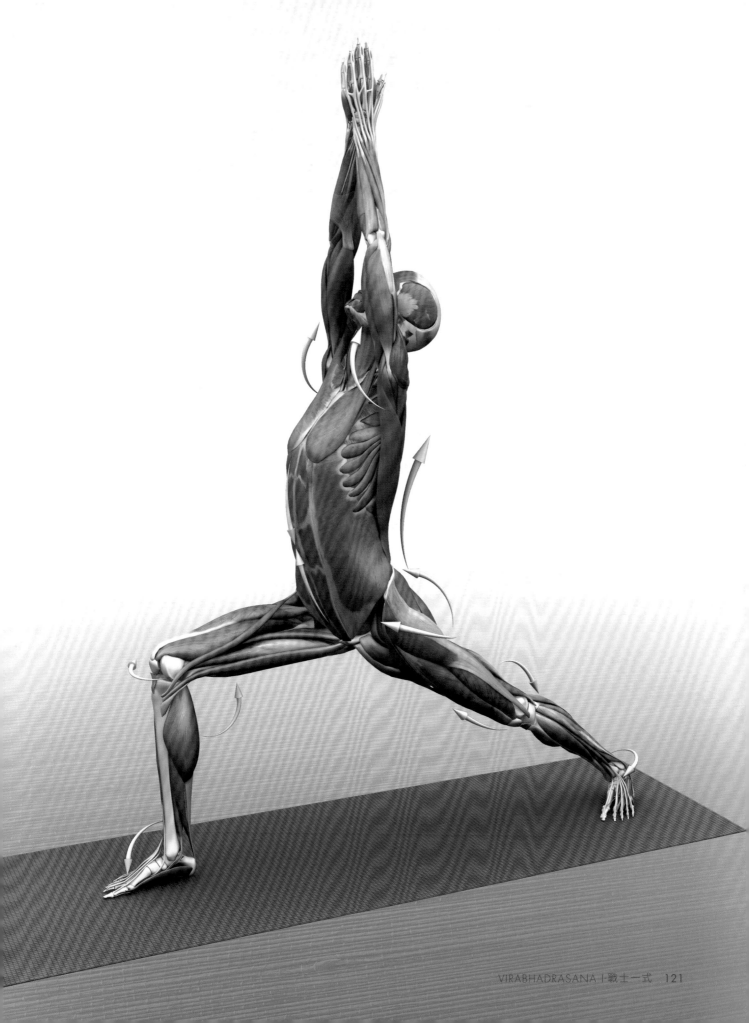

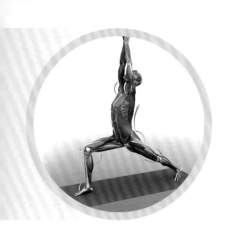

戰士一式準備動作

如右頁左上圖，先扭轉髖關節，使之正對著前腳，擺出大致的姿勢。啟動後腳臀部與大腿的肌肉。高舉雙手，胸口抬高。接著，加深前腳髖關節和膝關節屈曲的幅度，使之成90度（膝蓋要在腳踝正上方）。剛開始練習或感到疲累時，可以縮小膝蓋彎曲的角度，讓動作輕鬆一點。當你退出這個體位，前腳的股骨和脛骨要保持在同一垂直面上。你也可以練習下圖躺臥手捉腳趾式的屈膝變化動作，以伸展前腳髖伸肌群，為戰士一式的弓步預做準備。

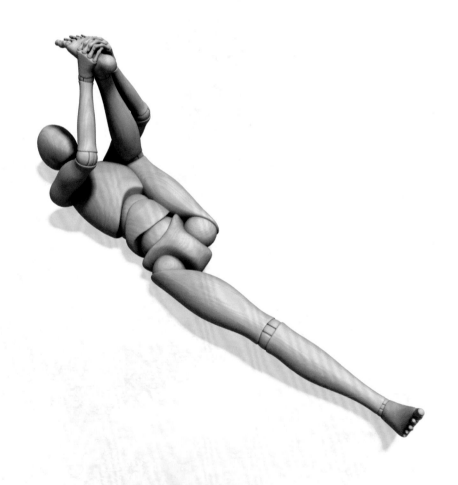

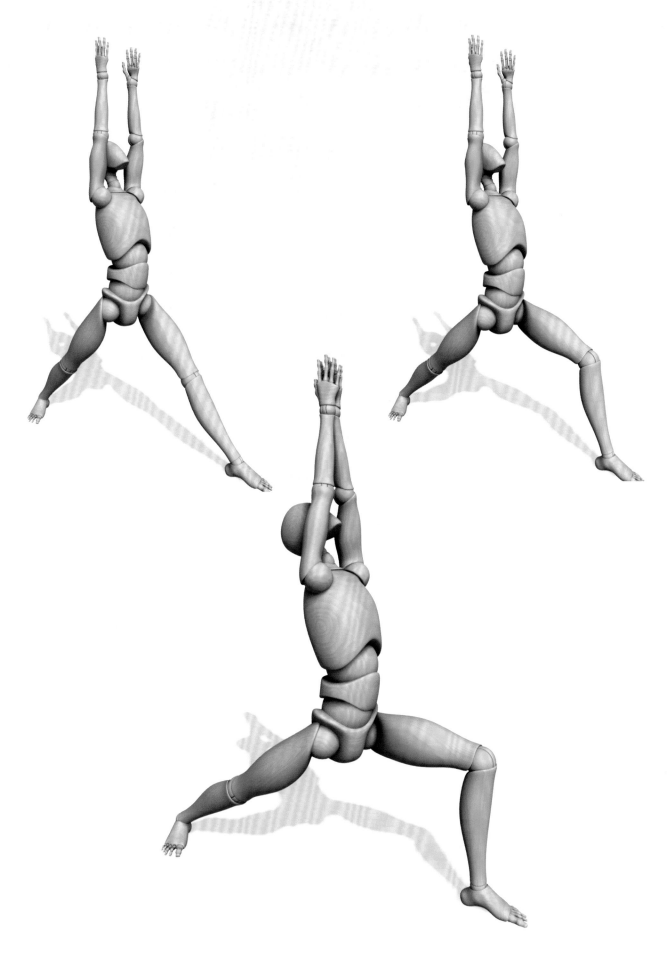

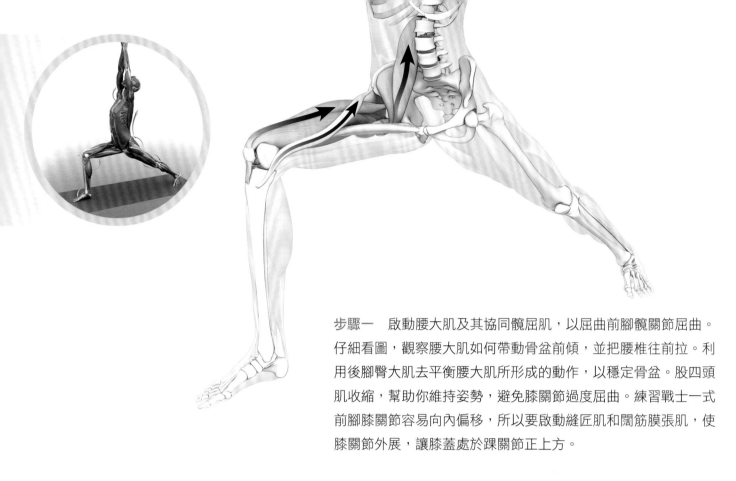

步驟一 啟動腰大肌及其協同髖屈肌,以屈曲前腳髖關節屈曲。仔細看圖,觀察腰大肌如何帶動骨盆前傾,並把腰椎往前拉。利用後腳臀大肌去平衡腰大肌所形成的動作,以穩定骨盆。股四頭肌收縮,幫助你維持姿勢,避免膝關節過度屈曲。練習戰士一式前腳膝關節容易向內偏移,所以要啟動縫匠肌和闊筋膜張肌,使膝關節外展,讓膝蓋處於踝關節正上方。

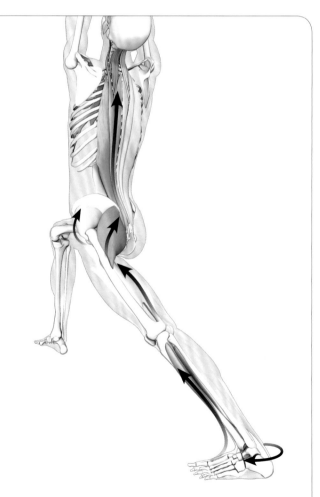

步驟二 所有伸展身體背面的肌肉,會形成一道肌力作用線,從後腳足跟經骨盆,一路延伸到脊骨。這些肌肉包括脛前肌、內收大肌、臀大小肌、腰方肌和豎脊肌。把後腳的足背往脛骨方向拉,以此啟動脛前肌。仔細觀察這個動作如何把腳後跟緊壓入墊上。嘗試把後腳往身體正中線拖,以啟動內收大肌。去感覺後腳會如何伸展。啟動臀大肌,使髖關節伸展、外旋。觀想臀小肌收縮,以協助臀大肌形成上述動作。共同收縮臀部和背部肌肉(包含腰方肌和豎脊肌),進而挺起軀幹,擴展胸口。做這個動作的時候,下背形成內凹弧狀,臀部夾緊。

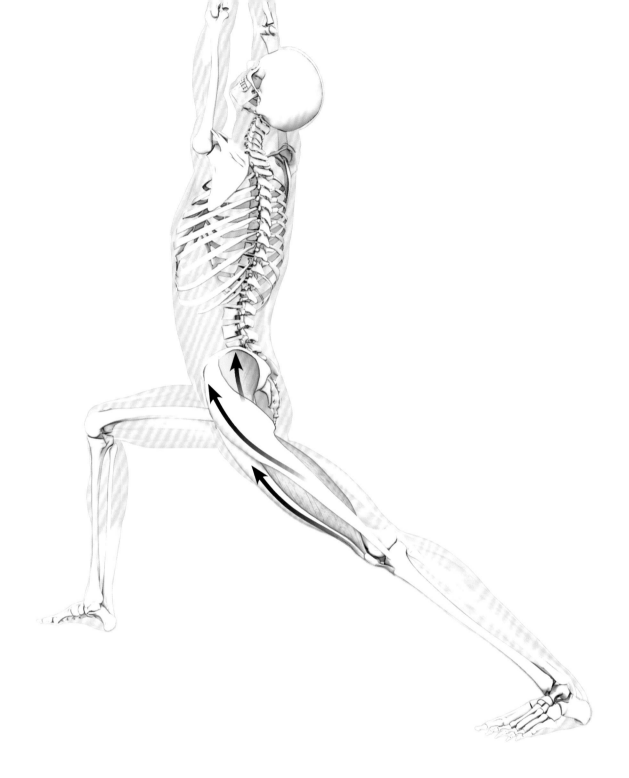

步驟三　結合步驟二後腳脛前肌的動作和後腳股四頭肌的動作。在勾腳背的
情況下，同時伸展膝關節，讓足跟往下踩。啟動闊筋膜張肌，幫助股四頭肌
伸展膝關節，並協助臀中肌把整條腿往內旋。請注意，臀大肌（步驟二）不
只伸展髖關節，還會導致髖關節外旋。因此啟動闊筋膜張肌和臀中肌，讓髖
關節內旋，以此平衡臀大肌造成的外旋。

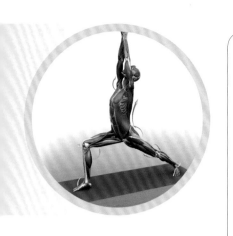

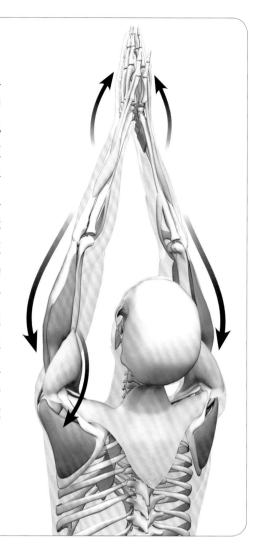

步驟四　利用手臂、肩膀，挺起上半身和胸部，遠離骨盆，在體位中創造向上的動作。收縮斜方肌，把肩膀抬高；收縮肱三頭肌，以打直肘關節；啟動三角肌，高舉兩隻手臂；收縮棘下肌和小圓肌，外旋上臂肱骨。雙手食指指球互壓，這樣可以啟動旋前圓肌和旋前方肌，使前臂旋前。大拇指伸展、外展的動作，來平衡前臂旋前的動作。這會啟動伸拇指長肌和外展拇指長短肌，以及前臂的旋後小肌。請注意，如果聳肩，就要放鬆斜方肌上三分之一部位，而用斜方肌下三分之一部位，把肩膀往下拉、遠離耳朵。步驟五將會説明以上動作。

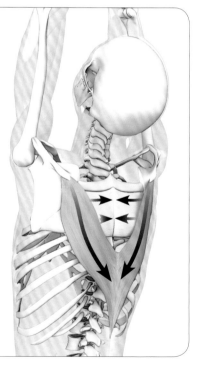

步驟五　收縮下斜方肌，把肩膀往下背拉。啟動菱形肌，讓肩胛骨往身體正中線集中並固定。上述兩個動作一結合，便可使肩膀遠離耳朵，胸部往前開展。菱形肌的作用是穩定肩胛骨，為接下來的步驟六，收縮胸小肌和前鋸肌的閉鎖式動力鏈做準備。

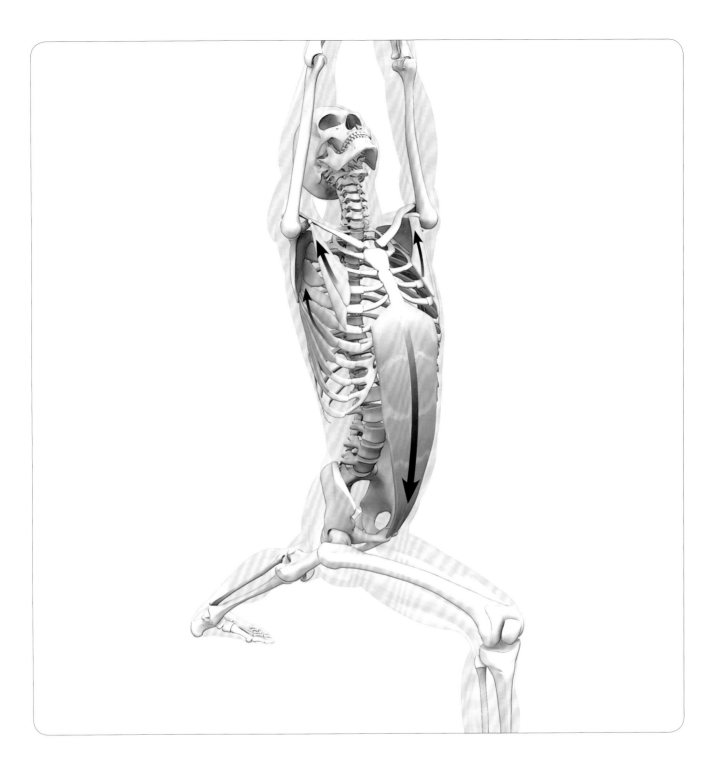

步驟六 在戰士一式中，胸小肌和前鋸肌可讓胸廓往上開展。 首先，如同步驟五所述，把肩胛骨往身體正中線集中、固定。在雙手高舉過頭的情況下，要收縮這些肌肉的確很困難，甚至會感到十分挫折。不過這是做得到的，而且還能讓胸部提得更高，展得更開。你可以在練習山式的時候，把上半身的肌肉動作加進去訓練。再把這些動作融入如戰士一式的其他體位。

啟動腹直肌，把下肋骨往下拉，避免下肋骨往前凸出。最後利用這些小動作，微調你的體位。

वीरभद्रासन ३
VIRABHADRASANA III
戰士三式

戰士三式把戰士一式儲存的潛在能量轉化成動作，將身體往前推出去，靠前腳保持平衡。這個體位的重點是旋轉骨盆，使骨盆面向站立腿，而屈曲軀幹，穩定地位在站立腿之上。這體位和骨盆面向身體前側的半月式一樣，都會使站立腿的背面處於伸展的狀態，但你要仔細觀察兩個體位的伸展方式有何不同。

戰士三式的次要重點是維持身體平衡。就像所有平衡體位，你必須意識到並懂得善用身體重心。站立腿稍微彎曲，或者將上抬腿放低一點，以此降低重心，讓你的體位更加穩定。要記住，無論是單腳平衡或是雙腳站立，所有站姿體位的穩定性全都來自骨盆核心的腰大肌和臀肌。髖關節側的股骨只要稍微一動，到了足部就變成大動作，導致你搖搖晃晃。這就是物理學的槓桿臂。同樣道理，軀幹下半部小小一個動作，傳遞到肩膀和手臂就變成了大動作。兩腿、雙臂一旦開始晃動，身體就很難再保持平衡。反之，只要穩定骨盆和髖關節，就可避免軀幹和四肢晃動。

啟動骨盆核心肌群，除了能帶來生物力學上的穩定，還可以刺激骨盆部位的感覺神經和運動神經，這些神經的活動力一旦增強，就可以照亮第一、第二脈輪。而呼吸是這個平衡動作的背景。

重要關節姿勢

- 站立腿髖關節屈曲
- 上抬腿髖關節伸展、內旋
- 膝關節伸展

- 肩關節屈曲，肘關節伸展
- 背部伸展
- 頸椎稍微伸展

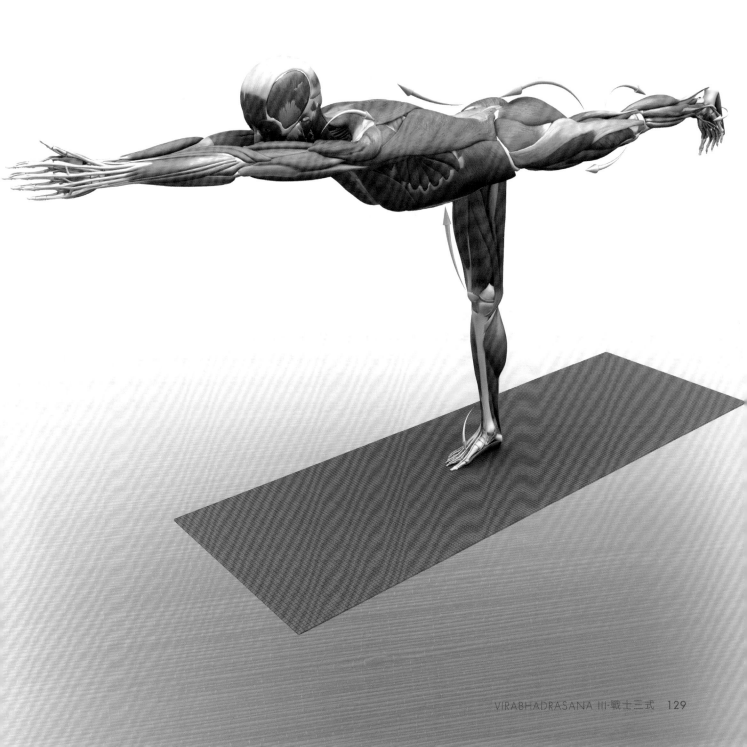

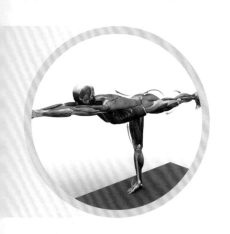

戰士三式準備動作

一開始先扶著牆壁或椅子支撐身體，保持平衡。站立腿彎曲，骨盆要保持在踝關節正上方。收縮站立腿的股四頭肌，打直膝關節，如千斤頂般直接舉高軀幹。有力收縮上抬腿的臀部肌肉、下背部肌群和股四頭肌，以伸直膝關節，並把腿平舉。如果失去平衡，就稍微彎曲站立腿，降低重心。慢慢訓練自己不靠牆壁支撐也可以做到這個體位。

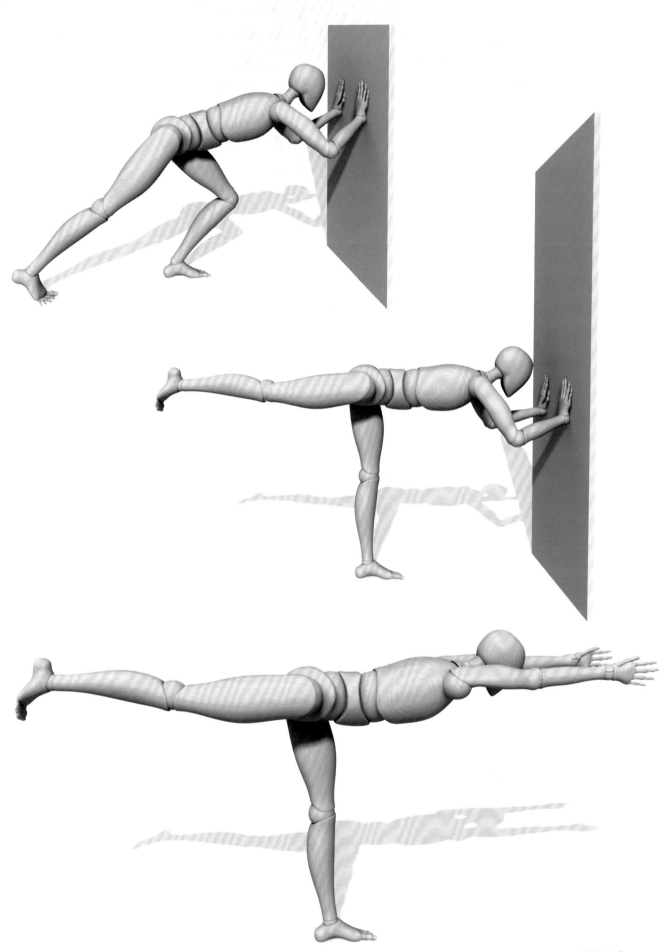

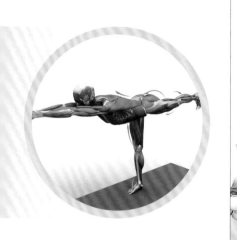

步驟一　啟動腰大肌和恥骨肌，使軀幹在站立腿的正上方屈曲。由於縫匠肌和股直肌從大腿越過髖關節，所以這兩條肌肉可以用來協助屈曲髖關節。在收縮股四頭肌以伸直膝關節的同時，也會啟動股直肌。如果膝蓋往內轉，就外旋大腿，以啟動縫匠肌。

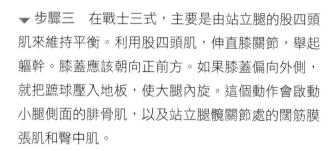

步驟二　仔細觀察背部、髖關節與膝關節這三個部位伸展肌群的關連性。股四頭肌在闊筋膜張肌的協助下，伸展上抬腿的膝關節。臀大肌在內收大肌的協助下，伸展上抬腿的髖關節，並使骨盆後傾。臀部收縮，把上抬腿的足部往正中線拉，以此啟動臀大肌和內收大肌。可是臀大肌一啟動，就會導致大腿外旋，造成反效果。為了修正這種情況，你必須啟動闊筋膜張肌和臀中肌，內旋髖關節。啟動闊筋膜張肌和臀中肌的要領是，觀想上抬腿足部外側推著一面牆壁，這樣就形成了一股外展的力道，進而做到內旋這個次要動作，如此一來，大腿就回到中立狀態，膝蓋朝下。加深背部內凹的弧線，以此啟動豎脊肌和腰方肌，進而挺起軀幹。

▼ 步驟三　在戰士三式，主要是由站立腿的股四頭肌來維持平衡。利用股四頭肌，伸直膝關節，舉起軀幹。膝蓋應該朝向正前方。如果膝蓋偏向外側，就把蹠球壓入地板，使大腿內旋。這個動作會啟動小腿側面的腓骨肌，以及站立腿髖關節處的闊筋膜張肌和臀中肌。

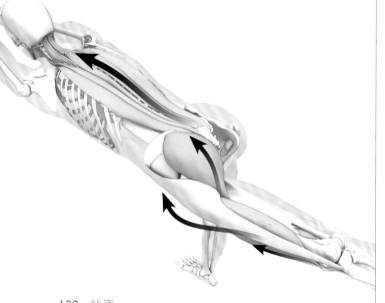

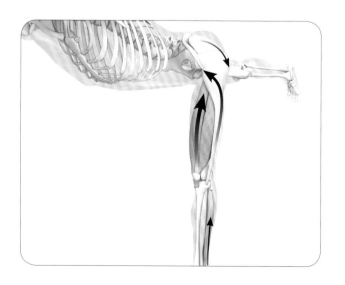

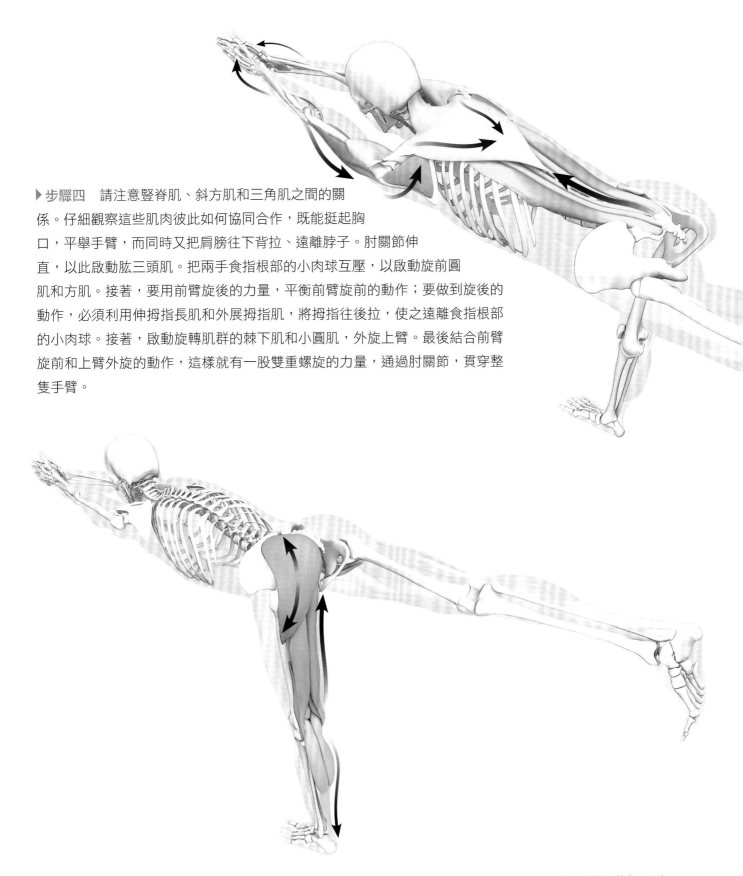

▶ **步驟四** 請注意豎脊肌、斜方肌和三角肌之間的關係。仔細觀察這些肌肉彼此如何協同合作，既能挺起胸口，平舉手臂，而同時又把肩膀往下背拉、遠離脖子。肘關節伸直，以此啟動肱三頭肌。把兩手食指根部的小肉球互壓，以啟動旋前圓肌和方肌。接著，要用前臂旋後的力量，平衡前臂旋前的動作；要做到旋後的動作，必須利用伸拇指長肌和外展拇指肌，將拇指往後拉，使之遠離食指根部的小肉球。接著，啟動旋轉肌群的棘下肌和小圓肌，外旋上臂。最後結合前臂旋前和上臂外旋的動作，這樣就有一股雙重螺旋的力量，通過肘關節，貫穿整隻手臂。

▲ **總結** 上述所有動作一結合，就會強力伸展站立腿背面和髖關節處的肌肉，包括腓腸肌／比目魚肌肌群、膕旁肌和臀大肌。記得啟動這些肌肉的拮抗肌群（股四頭肌、腰大肌及其協同肌），使這些拉長的肌肉產生交互抑制作用，形成自我保護，進而放鬆，進入伸展。

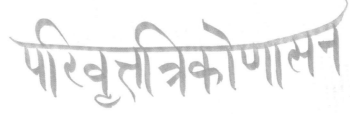

PARIVRTTA TRIKONASANA

扭轉三角式

在扭轉三角式裡，肩膀轉向一方，骨盆則朝向另一方。我們連接起這兩個方向相反的扭轉動作，是為了在脊椎上創造扭轉的效果。與此同時，收縮軀幹下側，伸展上側。軀幹上側肌肉離心收縮，可避免胸廓外凸。穩定骨盆核心，並把胸口向前腳開展。以這種方式平衡旋轉與開展，就可以讓身體充滿能量。

重要關節姿勢

- 後腳足部往內轉 30 度、旋後
- 前腳足部往外轉 90 度
- 後腳髖關節伸展
- 前腳髖關節屈曲
- 雙腳膝關節伸展

- 軀幹側屈、扭轉
- 軀幹上側肩關節外展、外旋
- 軀幹下側肩關節外展、內旋
- 頸椎扭轉頭部，臉朝上

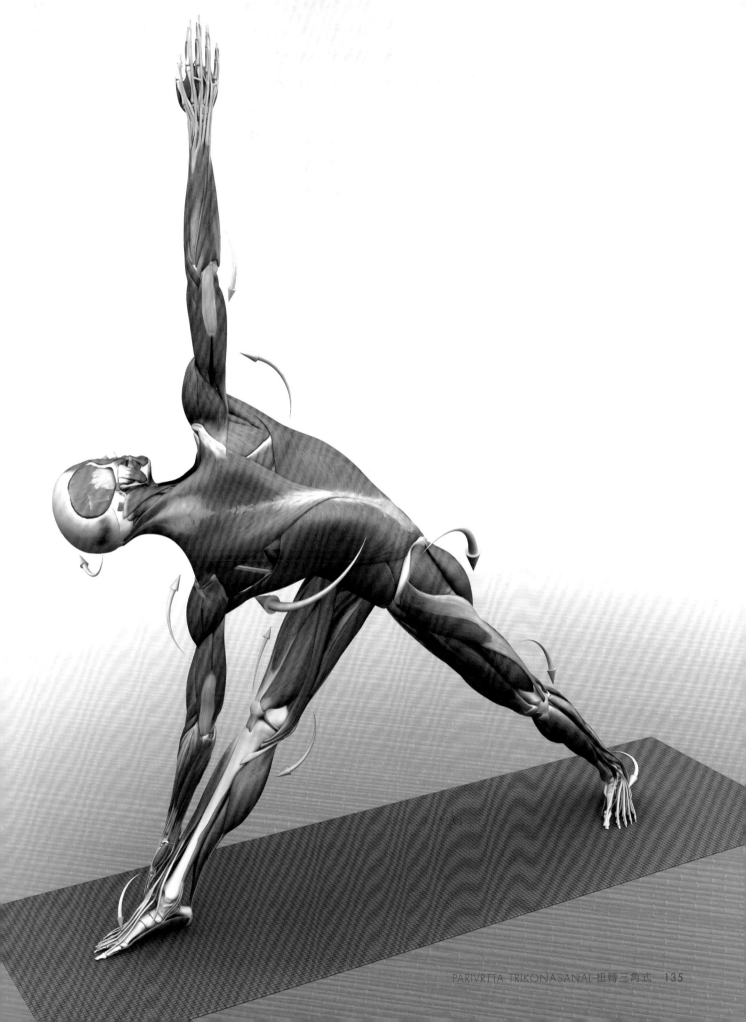

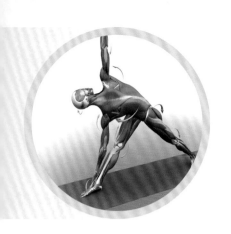

扭轉三角式準備動作

首先彎曲前腳膝關節開始。然後，把另一側的手往下帶，握住前腳小腿。手固定之後，收縮肱二頭肌，以屈曲肘關節，讓身體轉向前腳。接著，手往下滑移到小腿外側，同時把前腳膝關節打直。剛開始練習時可以在小腿外側放塊瑜伽磚。下側手臂放在瑜伽磚上，往下壓，注意下壓的動作如何把胸部整個扭轉過來。上側手臂往上延伸，並把上側肩胛骨往脊椎方向拉，如此一來，上側胸腔可以轉得更多。最後把手放在踝關節外側，或者放在地面上，然後用整隻手臂扭轉身體。

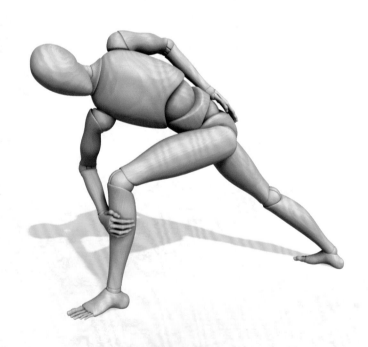

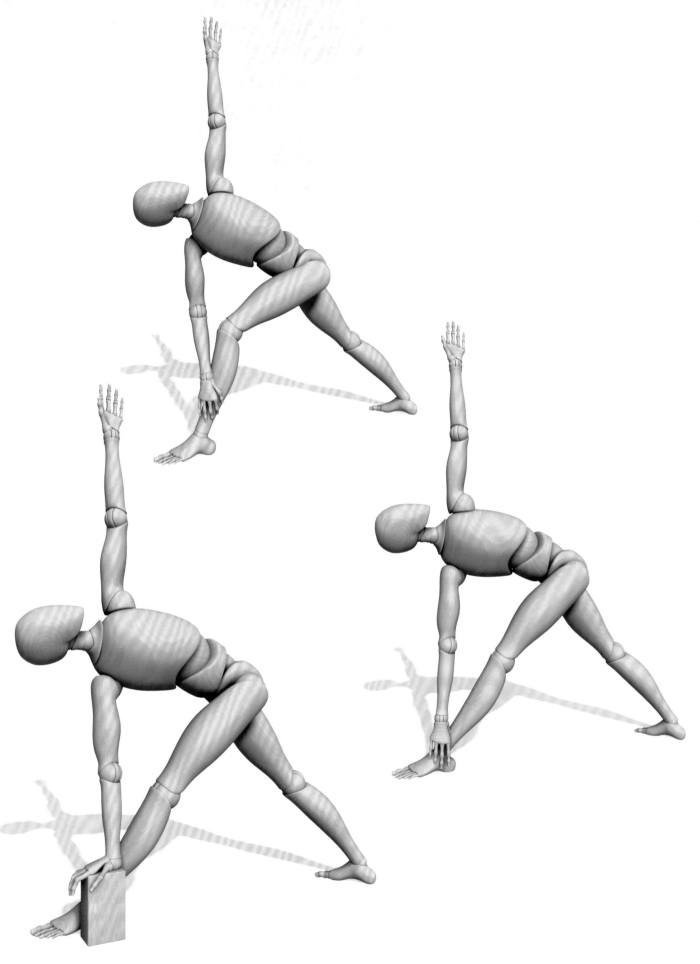

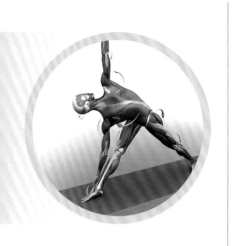

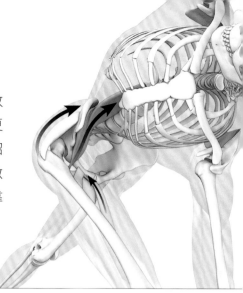

步驟一 軀幹和前腳大腿夾緊，以此收縮髖屈肌。骨盆在這個體位扭轉得更深，所以啟動腰大肌的方法跟前面介紹的體位不同。你要觀想前腳的臀小肌啟動，因為股骨和骨盆此時的角度，得靠臀小肌來微調髖關節的屈曲。

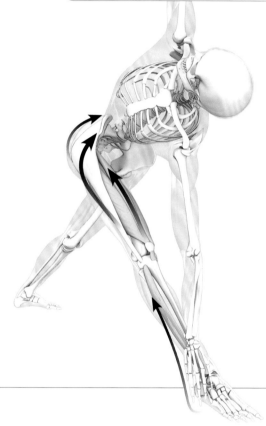

◀步驟二 啟動股四頭肌以伸直膝關節。把前腳足部壓入地板，讓全身的重量平均分散到足底。練習扭轉三角式，重量一般會偏到足部外緣。要修正這種情況，你必須啟動腓骨肌，在踝關節處形成一股外翻的力量，進而把重量帶回蹠球。前腳足部試著往下側手臂的方向拖，以收縮髖關節的外展肌。最後收縮闊筋膜張肌與臀中肌，要特別注意這個閉鎖動力鏈收縮動作如何帶動骨盆，進而使大腿與骨盆正面垂直。

步驟三 利用腹部下側腹外斜肌和上側腹內斜肌來扭轉軀幹。啟動上側的豎脊肌群，使下背微微拱起。手臂壓向地板，使肩胛骨外展，並啟動前鋸肌。這個動作的要領是想像你用手推牆。接著，收縮肱三頭肌，伸展肘關節，讓上下手臂的動作連成一氣。要仔細觀察這些肌肉如何協力合作，進而把身體轉得更多，進入更深的體位。

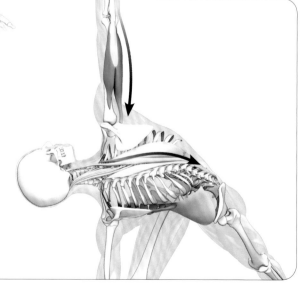

▶ **步驟四** 下側手臂的掌心壓向前腳踝關節外側，讓前臂旋前。這個動作會啟動旋前圓肌與方肌。利用肱三頭肌伸展肘關節。三角肌後三分之一部位收縮，讓下側手臂伸展得更多，掌心再往腳踝下壓。這個動作是從肩帶核心扭轉身體。接著，收縮上方手臂的菱形肌，把肩胛骨往身體正中線拉，將前述幾個動作銜接起來。

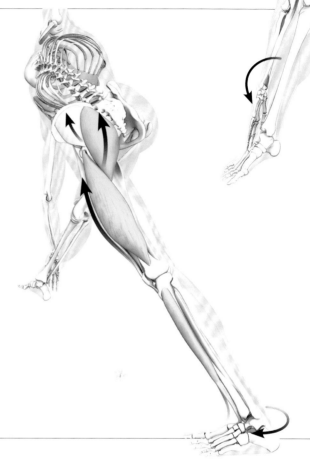

步驟五 啟動股四頭肌，打直後腳膝關節，並把足跟壓入地板。接著，再用腳掌其餘部分保持身體平衡。啟動小腿的脛前肌和脛後肌，把腳掌往內轉，並使踝關節背屈。為了平衡足部內旋的動作，必須啟動臀大肌和臀中肌，使髖關節伸展、外旋。這會在整條腿形成兩股螺旋狀力道，銜接地板和骨盆。請注意，啟動臀大肌時，骨盆扭轉的方向正好跟肩膀相反。肩膀朝一個方向轉，而骨盆朝另一方向轉，兩個動作一結合，就可以有效地扭轉脊椎。

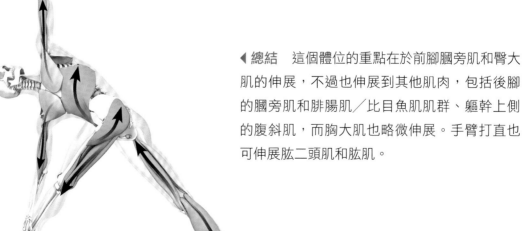

◀ **總結** 這個體位的重點在於前腳膕旁肌和臀大肌的伸展，不過也伸展到其他肌肉，包括後腳的膕旁肌和腓腸肌／比目魚肌肌群、軀幹上側的腹斜肌，而胸大肌也略微伸展。手臂打直也可伸展肱二頭肌和肱肌。

परिवृत्तपार्श्वकोणासन

PARIVRTTA
PARSVAKONASANA

扭轉側三角式

扭轉側角式既是扭轉體位，也是站姿體位。這個體位需要同時做到兩件事：弓箭步與軀幹扭轉。扭轉側角式的重點是結合動作，也就是肩膀轉往一個方向，而骨盆轉到另一個方向，兩者一銜接，就可以旋轉脊椎。上臂壓在大腿外側，形成槓桿作用，產生一股力道，把軀幹往前腳的方向扭轉。與此同時，後腳髖關節延展，大腿外旋，把下半身轉往另一個方向。如此一來，脊柱就出現螺旋的效果。扭轉側角式就像戰士式，前腳髖關節和膝關節屈曲，造成身體向前的感覺，而後腳髖關節與膝關節伸展，就收束了這股動能。四肢的槓桿力量和腹斜肌的扭轉力道兩者一結合，便能旋轉軀幹和脊椎。

骨骼系統分成中軸骨骼和附肢骨骼，附肢骨骼又可以分成手臂和肩胛帶（上半部），以及雙腳和骨盆帶（下半部）。中軸骨骼則包括脊柱和胸腔。就像地球以軸心自轉，你在這個體位只要連結上、下附肢骨骼，就可以讓身體以脊柱為軸心扭轉。

重要關節姿勢

- 後腳往內轉 90 度
- 前腳往外轉 90 度
- 前腳髖關節和膝關節屈曲成 90 度
- 後腳髖關節伸展、外旋

- 軀幹側屈、扭轉
- 腕關節伸展，肘關節屈曲
- 肩關節外展
- 頸椎旋轉頭部，面朝上

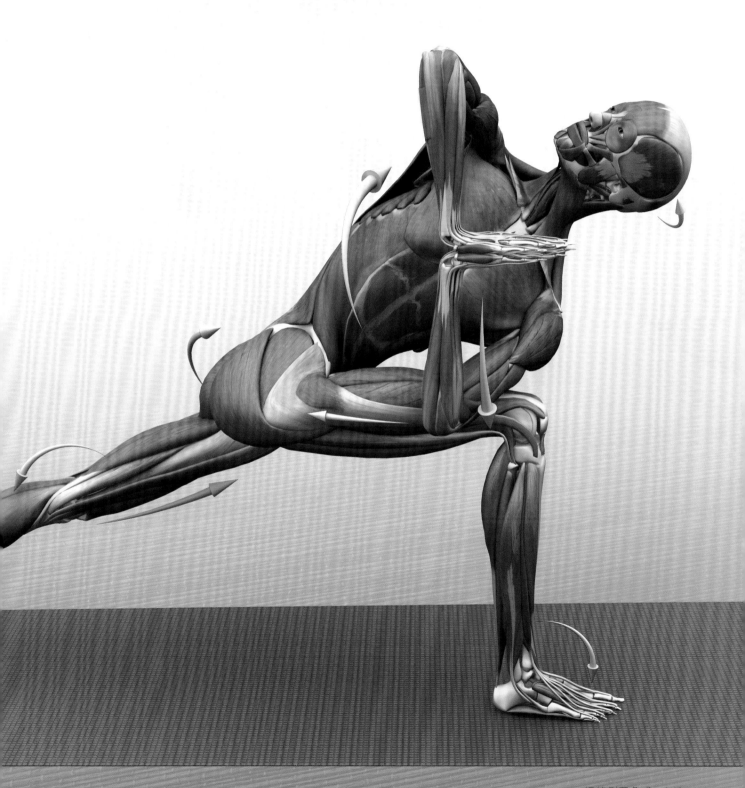

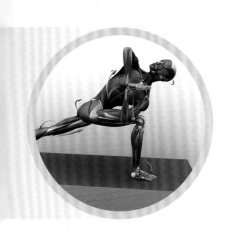

扭轉側三角式準備動作

剛開始練習時，後腳膝蓋先著地，前腳成弓箭步。如此你就不用擔心身體平衡的問題，只需感受弓步前進和扭轉的動作。用身體另一側的肘關節抵住前腳，把軀幹旋轉過來。啟動腹肌，仔細體會軀幹往前腳扭轉的感覺。接著，收縮後腳股四頭肌和臀大肌，打直膝關節，伸展髖關節。

等你練習一段時日，柔軟度變好之後，把抵住大腿的那隻手放在瑜伽磚上，手臂背面壓在大腿外側。這個體位的完成式，是把手掌放在腳掌外側的地板上，後腳掌平貼地，往內轉約 30 度。完成式必需脊椎柔軟度很好才做得到，所以避免讓其他人強行帶入這個體位。

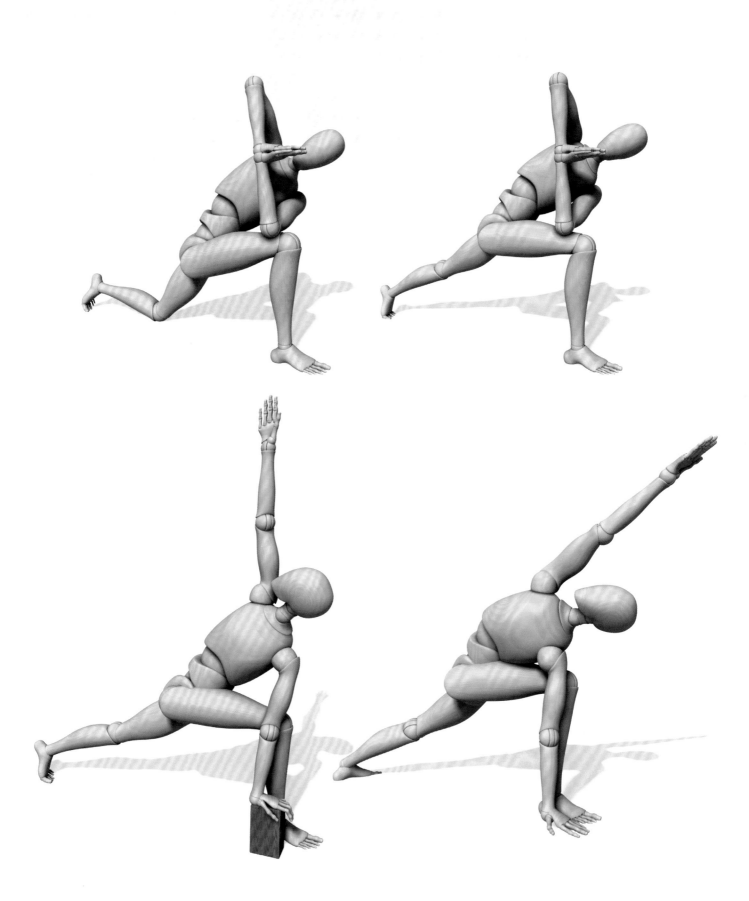

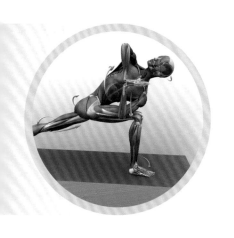

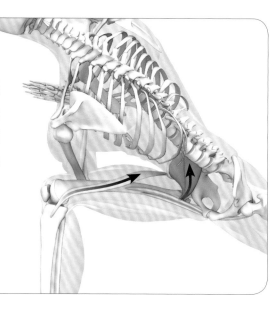

步驟一　軀幹緊壓大腿，以此收縮髖屈肌，包含腰肌及其協同肌。大腿外側要與肘關節的背面互壓，進而啟動縫匠肌。前腳股骨屈曲時，你會發現骨盆往前傾斜。

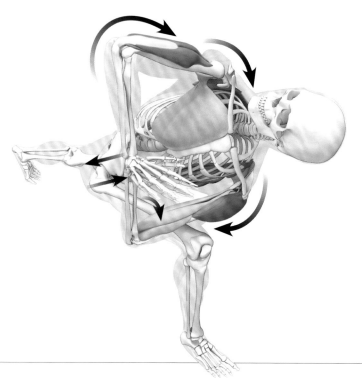

◀**步驟二**　利用肘關節推膝關節的力量，把身體旋轉過來。把這個動作分成以下幾個步驟，你要去感覺每個動作如何加深軀幹扭轉的程度。

A. 上方手臂掌心往下方手臂掌心壓，以此啟動上側胸大肌。

B. 下方手臂的背面壓向大腿，啟動下側的後三角肌。

C. 下方手臂固定在大腿，然後把上側的肩胛骨往脊椎拉。菱形肌會以脊椎為軸心，加強扭轉軀幹。

D. 試著把上方手掌往外擦，遠離身體，以此收縮肱三頭肌，而下方手掌則往胸部的方向擦，以此收縮肱二頭肌。實際上，雙手掌心都不會移動，因為你已經合掌互壓，但是啟動肱三頭肌和肱二頭肌，有助於扭轉軀幹。

步驟三　啟動下側的腹斜肌，把軀幹往前腳扭轉。同時稍微拱起下背，從身體核心部位扭轉軀幹。下側的前鋸肌幫忙旋轉軀幹，而上方的菱形肌把肩胛骨往脊椎的方向拉，協同旋轉軀幹。上述動作一結合，就可以把胸部以脊椎為軸心旋轉過來。

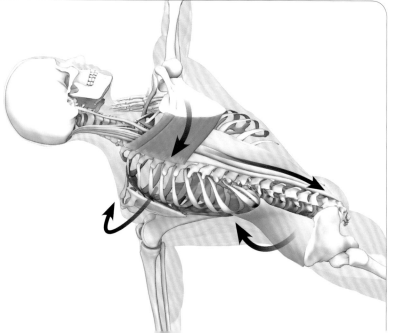

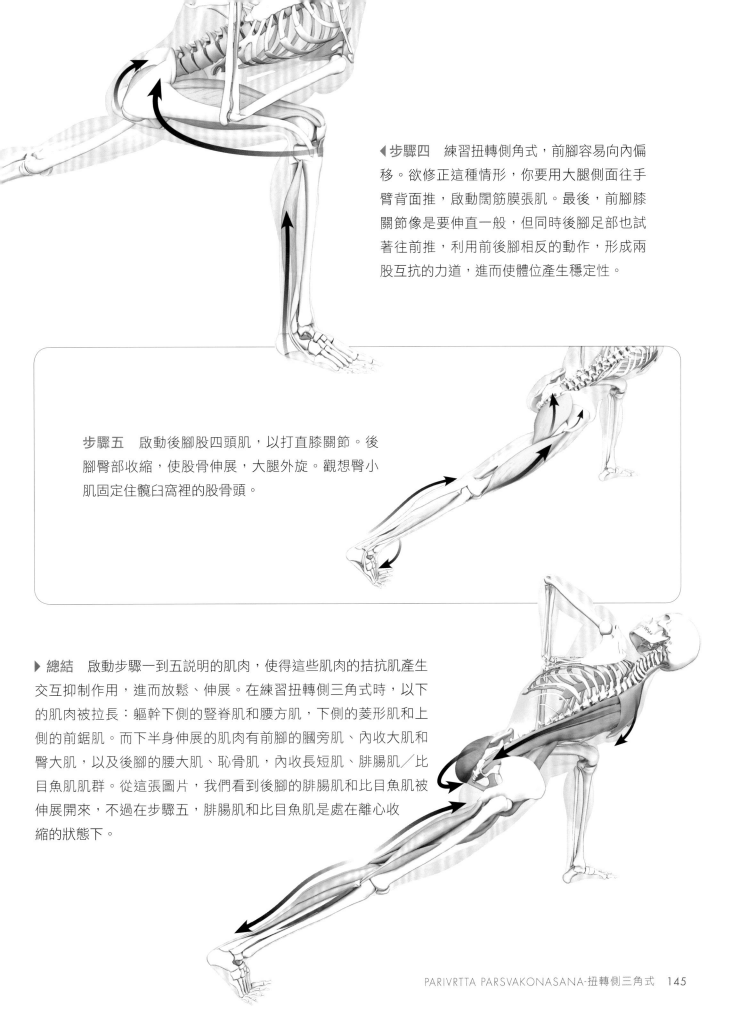

步驟四 練習扭轉側角式，前腳容易向內偏移。欲修正這種情形，你要用大腿側面往手臂背面推，啟動闊筋膜張肌。最後，前腳膝關節像是要伸直一般，但同時後腳足部也試著往前推，利用前後腳相反的動作，形成兩股互抗的力道，進而使體位產生穩定性。

步驟五 啟動後腳股四頭肌，以打直膝關節。後腳臀部收縮，使股骨伸展，大腿外旋。觀想臀小肌固定住髖臼窩裡的股骨頭。

▶ **總結** 啟動步驟一到五說明的肌肉，使得這些肌肉的拮抗肌產生交互抑制作用，進而放鬆、伸展。在練習扭轉側三角式時，以下的肌肉被拉長：軀幹下側的豎脊肌和腰方肌，下側的菱形肌和上側的前鋸肌。而下半身伸展的肌肉有前腳的膕旁肌、內收大肌和臀大肌，以及後腳的腰大肌、恥骨肌，內收長短肌、腓腸肌／比目魚肌肌群。從這張圖片，我們看到後腳的腓腸肌和比目魚肌被伸展開來，不過在步驟五，腓腸肌和比目魚肌是處在離心收縮的狀態下。

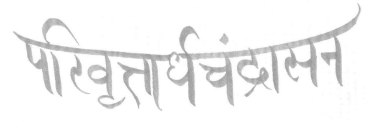

PARIVRTTA ARDHA CHANDRASANA

扭轉半月式

扭轉半月式融合了平衡與扭轉。這個體位就像扭轉三角式和扭轉側三角式,肩胛帶和骨盆分別朝反方向動作,兩者之間得靠旋轉的脊骨銜接起來。剛開始練習時,我們把手放在地板上,以維持穩定。接著把手壓向地板,讓身體扭轉得更深。股骨要對齊脛骨、踝關節,三者處於正位,如此骨頭的強度才足以支撐身體的重量,同時與地面保持垂直。藉由提高或降低骨盆,調整重心並維持平衡。如果身體搖晃不穩,就彎曲站立腿,或者從髖關節處稍微放下上抬腿,重新找到平衡。上手臂筆直地朝天空伸展,帶動上側胸部,進入扭轉。上抬腿的腳跟向身體正後方延伸,創造出一道肌力作用線,讓身體向後穩定,接著胸部往相反方向轉,胸口向前開展。這會從腳跟到頭頂形成一股螺旋能量。骨盆的穩定度是這個體位成功的關鍵,而啟動站立腿的腰大肌以及上抬腿的臀大肌則可維持骨盆的穩定度。這兩個相反動作會形成一股螺旋力量,把骨盆拴住、固定,減少體位晃動。

重要關節姿勢

- 站立腿髖關節屈曲
- 軀幹側屈、旋轉
- 後腳髖關節伸展
- 雙腳膝關節伸展

- 肩關節外展、外旋
- 頸椎轉動頭部,使臉朝上或面向前方

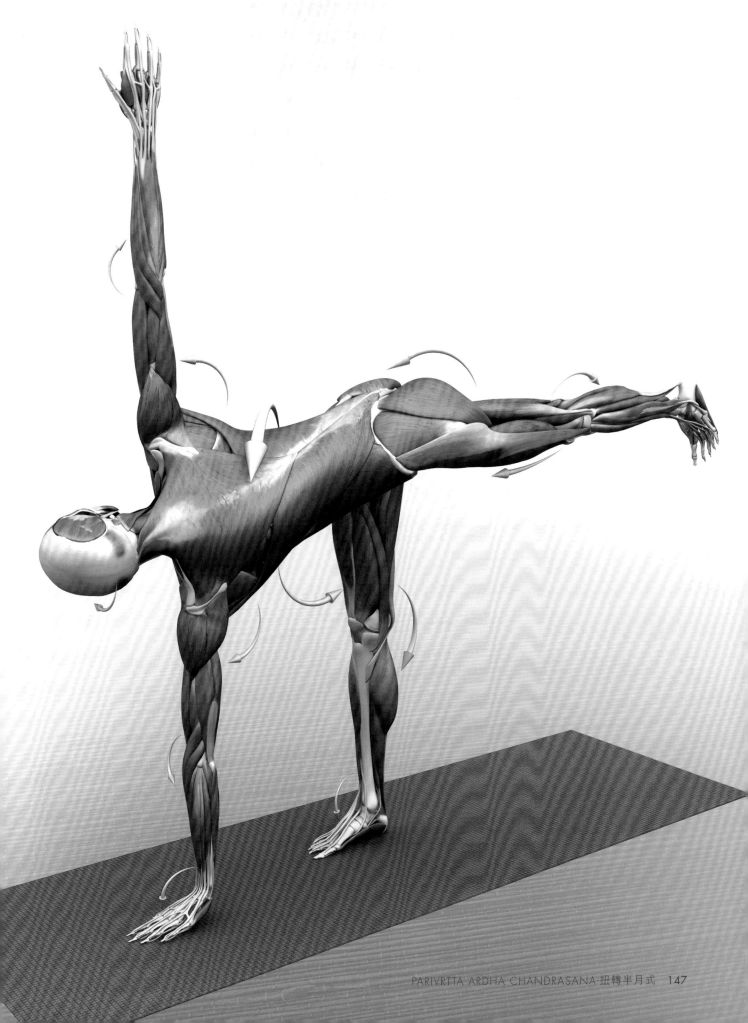

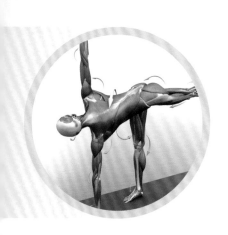

扭轉半月式準備動作

前腳膝關節彎曲，如同扭轉三角式，手抓住小腿外側。肘關節屈曲，把軀幹往大腿扭轉。上側的肩關節往後繞轉，上手臂上舉，轉動胸部。

接著，後腳往前腳的方向走幾步，同時下手臂手掌放在地板上，距離前腳約半個手掌。在這個姿勢停留一段時間。軀幹保持扭轉，緊貼著前腳大腿，這個動作會啟動腰大肌等髖屈肌群。站立腿彎曲，身體往下傾斜，同時收縮臀肌，後腳像蹺蹺板一樣抬高。收縮臀部肌肉，舉起後腳，使之與地面平行。同時腰大肌和臀大肌，以穩定骨盆。最後，啟動站立腿的股四頭肌，膝關節打直，像千斤頂一般把軀幹舉起來。

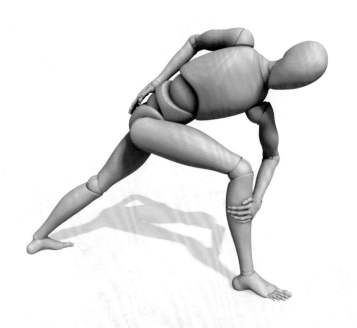

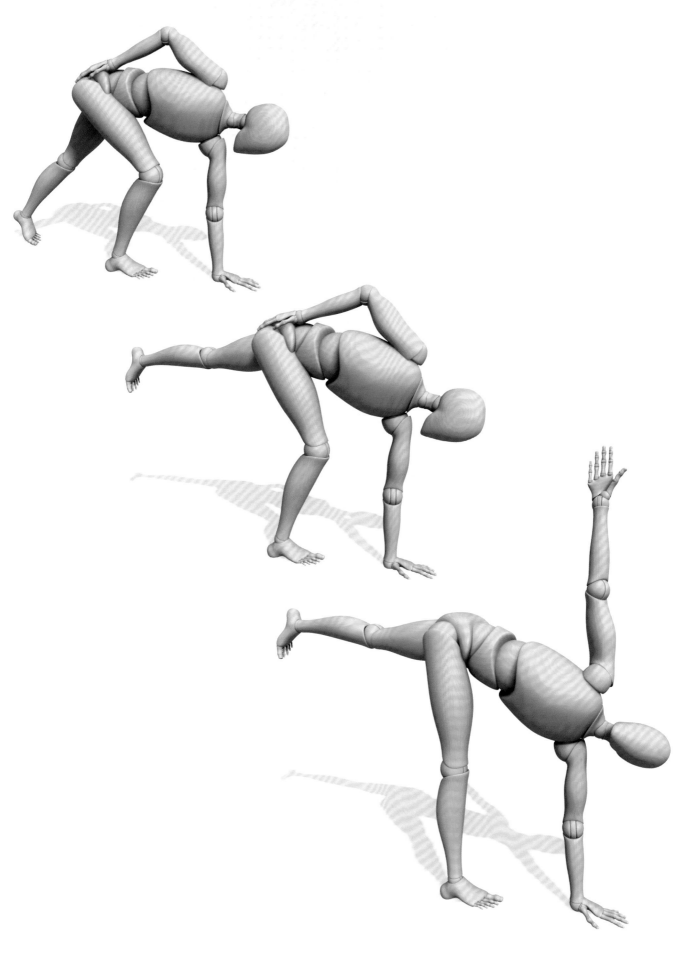

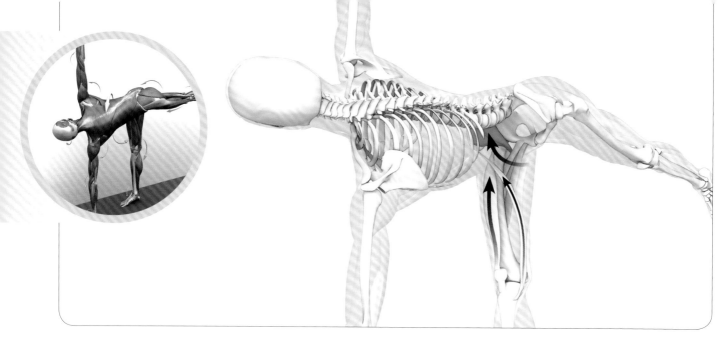

▲ 步驟一　啟動髖屈肌群，包含腰大肌、恥骨肌以及內收長短肌，使軀幹在站立腿正上方屈曲。要從骨盆屈曲，不要為了進入體位而圓背。啟動股四頭肌，以打直站立腿。股四頭肌一收縮，就會自動啟動其中一條肌肉（股直肌）。股直肌和縫匠肌橫跨髖關節與膝關節，協同腰大肌，把軀幹往大腿的方向屈曲。這兩條多關節肌肉跨越兩個以上的關節，所以可使腰椎往下直到小腿這一段連結起來。

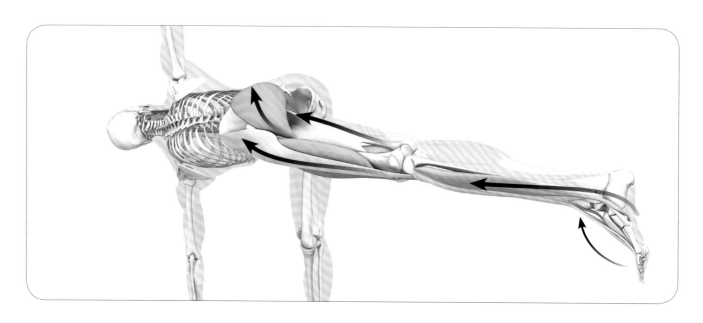

▲　步驟二　臀大肌是伸展髖關節的主作用肌群，因此收縮臀大肌，可以把後腳抬高，但同時也會使股骨外旋。然而在這個體位，我們希望膝蓋可以正對著地面。為了使膝蓋朝下，我們必須修正因臀大肌收縮所導致的外旋。因此，啟動闊筋膜張肌和臀中肌，把股骨內旋。啟動的訣竅是，想像你用後腳掌的外緣推牆。這個動作會啟動闊筋膜張肌與臀中肌，致使大腿外展、內旋，同時我們從這個動作也可看出單一肌肉能做出「雙重動作」。當你練習這個方法時，不要讓腳外展到側面去，而應該啟動內收大肌，抵抗側展的動作。內收大肌在此也協助臀大肌伸展髖關節。啟動股四頭肌，把膝關節打直。啟動小腿側面的腓骨長、短肌，使腳掌外翻，向後開展。

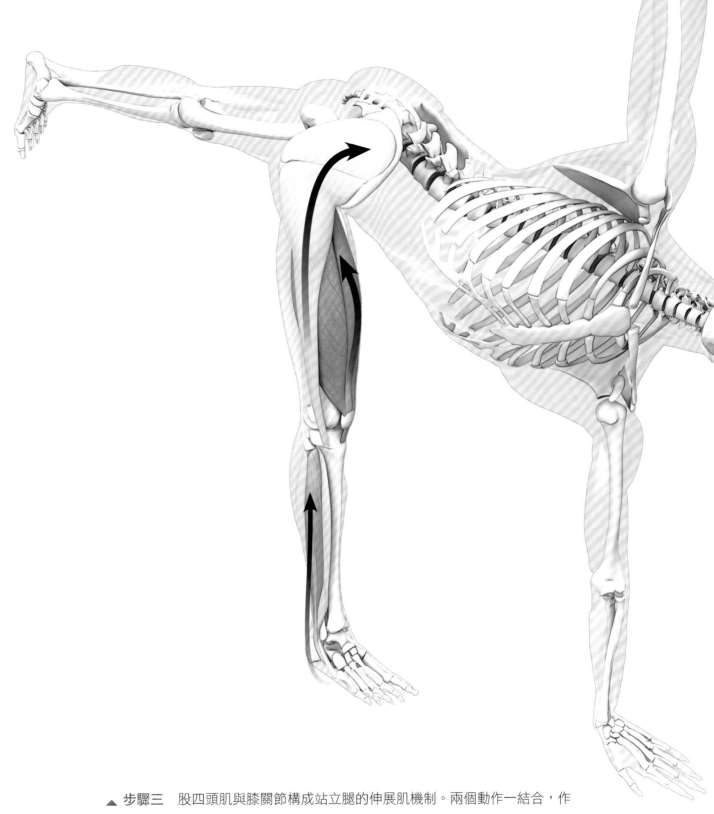

▲ **步驟三**　股四頭肌與膝關節構成站立腿的伸展肌機制。兩個動作一結合，作用就像千斤頂一般，把膝關節打直，將骨盆往上舉。當我們用一隻腳站立，臀中肌會自動收縮，把骨盆拴住、固定。從腿側一路延伸下來的闊筋膜張肌，此時扮演協同肌的角色，協助臀中肌固定骨盆，幫股四頭肌打直膝關節。股骨要對齊脛骨和踝關節，如此足弓才可支撐重量。小腿側面的腓骨肌收縮，把蹠球壓入地板。

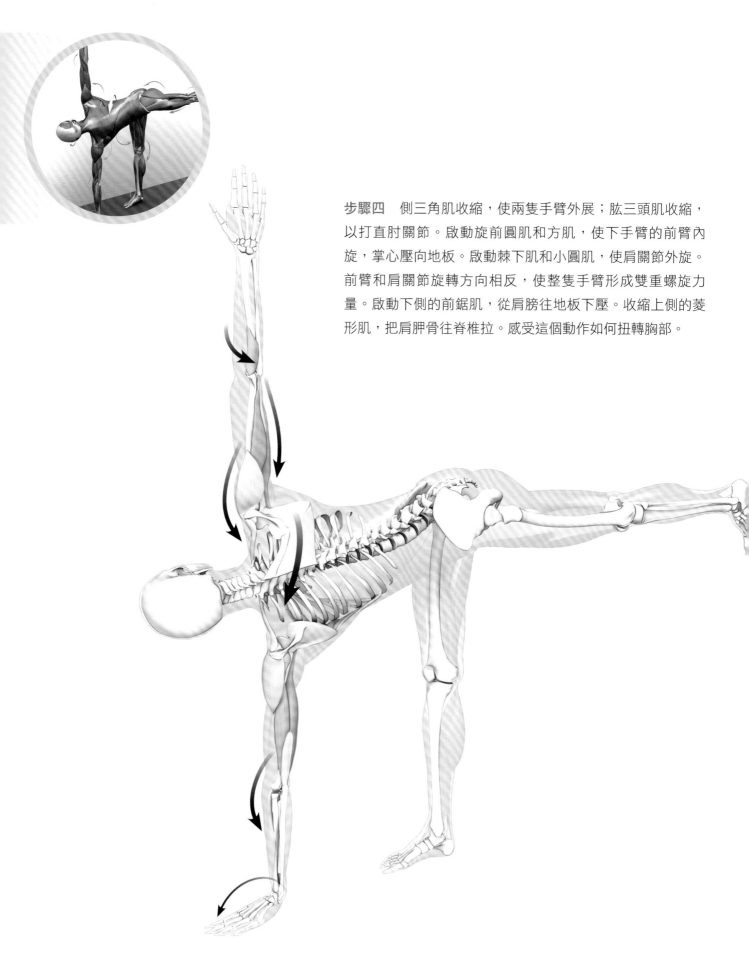

步驟四　側三角肌收縮，使兩隻手臂外展；肱三頭肌收縮，以打直肘關節。啟動旋前圓肌和方肌，使下手臂的前臂內旋，掌心壓向地板。啟動棘下肌和小圓肌，使肩關節外旋。前臂和肩關節旋轉方向相反，使整隻手臂形成雙重螺旋力量。啟動下側的前鋸肌，從肩膀往地板下壓。收縮上側的菱形肌，把肩胛骨往脊椎拉。感受這個動作如何扭轉胸部。

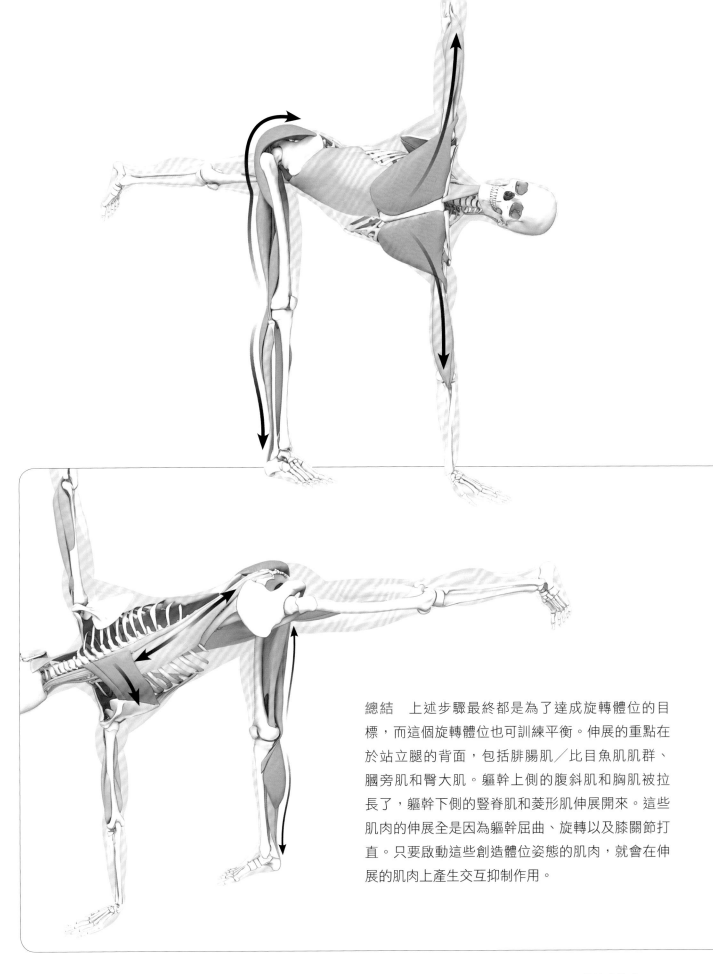

總結　上述步驟最終都是為了達成旋轉體位的目標，而這個旋轉體位也可訓練平衡。伸展的重點在於站立腿的背面，包括腓腸肌／比目魚肌肌群、膕旁肌和臀大肌。軀幹上側的腹斜肌和胸肌被拉長了，軀幹下側的豎脊肌和菱形肌伸展開來。這些肌肉的伸展全是因為軀幹屈曲、旋轉以及膝關節打直。只要啟動這些創造體位姿態的肌肉，就會在伸展的肌肉上產生交互抑制作用。

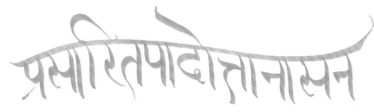

PRASARITA PADOTTANASANA
三角前彎式

雕塑家洛克斯圖爾（Frederick Wellington Ruckstull）說過，「暮夜降臨，自然萬物摺疊合攏」。生命當中充滿相互交替的對立面，例如吸氣與呼氣，沉睡與甦醒，「戰鬥或逃跑」與「休息和消化」。每一組二元對立都足以顯示與對立面之間的動態平衡。我們也可以運用瑜伽體位的排序，擴大收縮與開展的循環。我們始於開展身體前半部的體位，止於把能量往內收的體位。在站姿系列的結尾，我們將身體前彎，進入三角前彎式放鬆。請注意，這個體位同時也是個倒立的體位，因為頭置於心臟之下，刺激心臟、主動脈、頸動脈的壓力感受器。如此一來，就可以把自主神經系統從「戰鬥或逃跑」轉化成「休息和消化」。

我們可以運用三角伸展原則，鎖定伸展的焦點，這個體位從膕旁肌和腓腸肌／比目魚肌肌群開始，一路伸展到背部的豎脊肌和腰方肌。軀幹往前屈曲，同時膝關節伸展，創造三角形的兩個角。軀幹往前屈曲會把坐骨結節（膕旁肌的起端）往上拉，而膝關節伸展則會把膕旁肌的止端往下拉，遠離起端。這個動作同時也會把腓腸肌的起端拉開，使之遠離腓腸肌在阿基里斯腱的止端。而三角形第三個角就是雙腿和軀幹背面的伸展。

雙手固定在瑜伽墊上，然後手掌做出往前推的動作，進而把軀幹帶進更深的體位，並提高坐骨結節，如此就可深化伸展膕旁肌。從這個例子我們了解，體位的次要重點如果運用得當，將有助於深化體位的主要重點。在此，肘關節與肩關節的屈曲有助於軀幹向前屈曲，並打直膝關節。

我們還可以在生物力學動作上增加生理學因素：啟動股四頭肌，激發膕旁肌的交互抑制作用，使膕旁肌放鬆，進入伸展。最後，要同時收縮腓骨長、短肌和脛後肌，使踝關節內翻、外翻的力道保持均等。如此一來，體位的根基就會穩固，不動如山。

- 雙腳平行
- 雙腳膝關節伸展
- 軀幹屈曲

- 雙臂肘關節屈曲
- 肩關節往前屈曲、內收，然後下壓

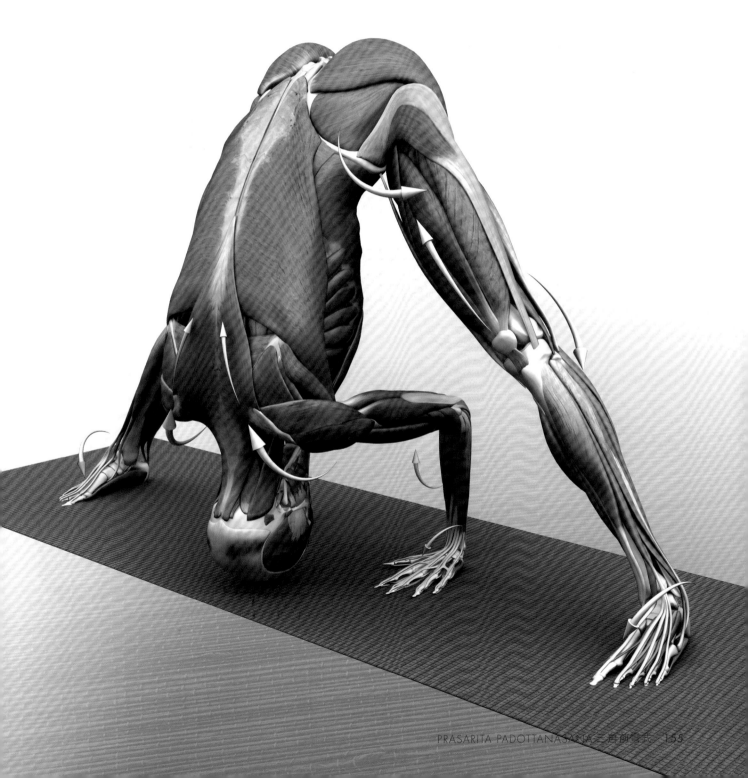

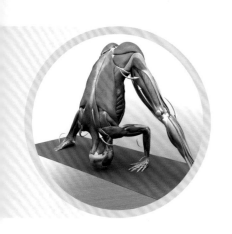

三角前彎式準備動作

首先，雙手放在髖部兩側，雙腳左右分開。啟動股四頭肌肉，打直膝關節。你可以利用「膝蓋提高」的訣竅，讓自己意識到這個動作。當你前彎時，膝關節稍微屈曲，讓膕旁肌位在小腿的止點放鬆；同時你要仔細觀察軀幹在屈膝情況下如何前彎得更深。啟動髖屈肌和腹肌，使軀幹緊貼大腿。雙手固定在瑜伽墊上，肘關節彎曲，把身體拉得更深。軀幹固定不動，接著啟動股四頭肌，伸直膝關節。蹠球緊緊壓入瑜伽墊，以固定踝關節，同時還要提高足弓。離開體位時，膝關節要彎曲，以免受傷。

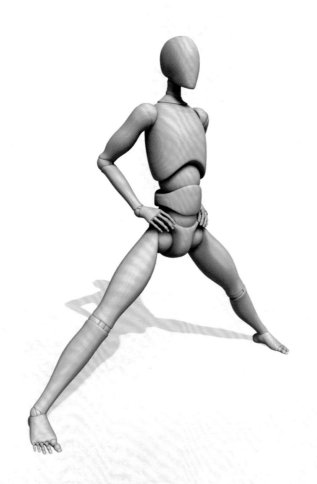

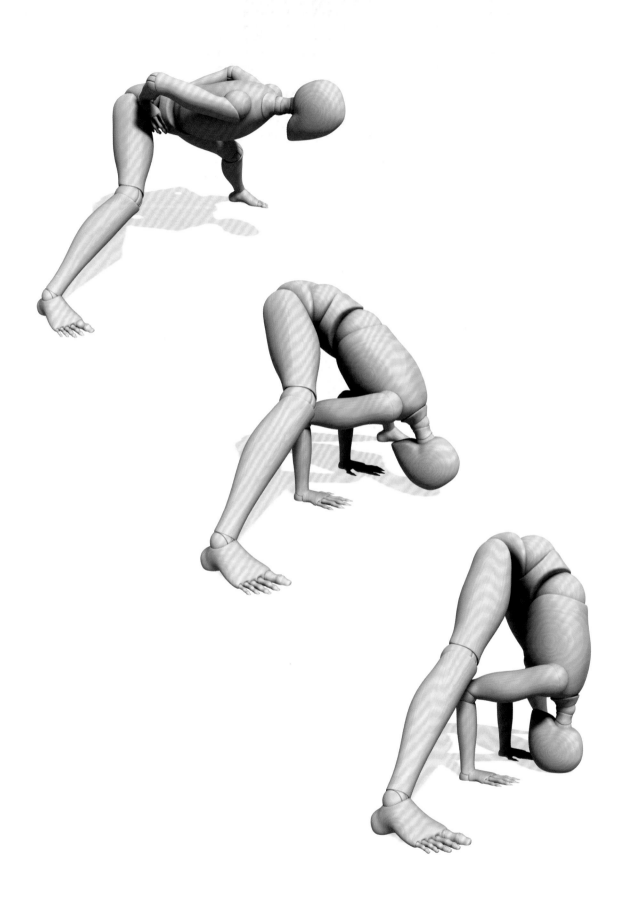

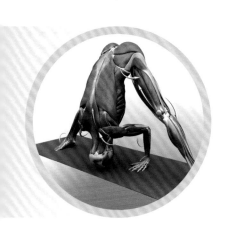

步驟一 啟動腰大肌及其協同肌，使髖關節屈曲，讓軀幹往前朝兩腳的方向拉。接著收緊腹肌，以此啟動腹直肌。這些肌肉一收縮，就會刺激臀大肌、腰方肌和豎脊肌，產生交互抑制作用，使這些肌肉放鬆，進入伸展。注意股骨屈曲時，骨盆會前傾，把坐骨粗隆往上拉。

步驟二 啟動脛前肌、後肌，把兩隻腳的腳掌往內轉（內翻），提高足弓。以些許外翻的力量平衡踝關節內翻。這個動作的訣竅是把蹠球壓向地板。這會啟動小腿外側的腓骨長、短肌，進而穩固踝關節。收縮股四頭肌，打直膝關節，這會在雙腿後側的膕旁肌上產生交互抑制作用。髖關節屈曲時，臀小肌就扮演腰大肌的協同肌，並且如本圖所示內旋髖關節。觀想以臀小肌進行前述步驟。

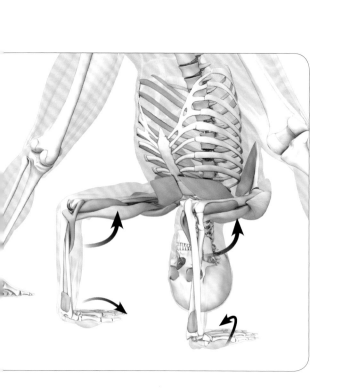

步驟三 把雙手食指根部的指球壓入地板。這個動作會啟動旋前圓肌和旋前方肌，使前臂內旋。收縮屈腕肌，把雙手壓入瑜伽墊。接著，啟動二頭肌和肱肌，嘗試彎曲肘關節。由於雙手固定在瑜伽墊上，收縮的力量就會傳遞至軀幹，使軀幹屈曲得更深。現在，以腳趾頭所指方向為前方。啟動前三角肌，試著把掌心往前拖，彷彿手臂要高舉過頭。這股收縮的力道會把軀幹帶進更深的體位。此時兩邊肘關節很容易向外分開，所以要啟動胸大肌，內收肘關節，並且留意胸大肌的協同作用，觀察胸大肌如何協助軀幹前屈。上述動作正說明了我們可以運用肩關節和手臂的次要動作來影響主要的伸展重點，也就是雙腿背面的伸展。

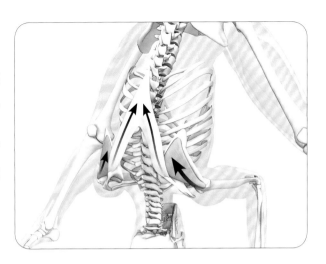

步驟四　手掌壓入瑜伽墊，然後試著把掌心往外轉，像在洗窗戶。這個訣竅會啟動旋轉肌群的棘下肌和小圓肌，把肱骨外旋。利用下方三分之一段的斜方肌把肩膀往下拉，遠離耳朵。仔細觀察這兩個動作（肩關節外旋以及肩膀下拉遠離耳朵）如何把胸部往前開展，並且加深軀幹屈曲的幅度。

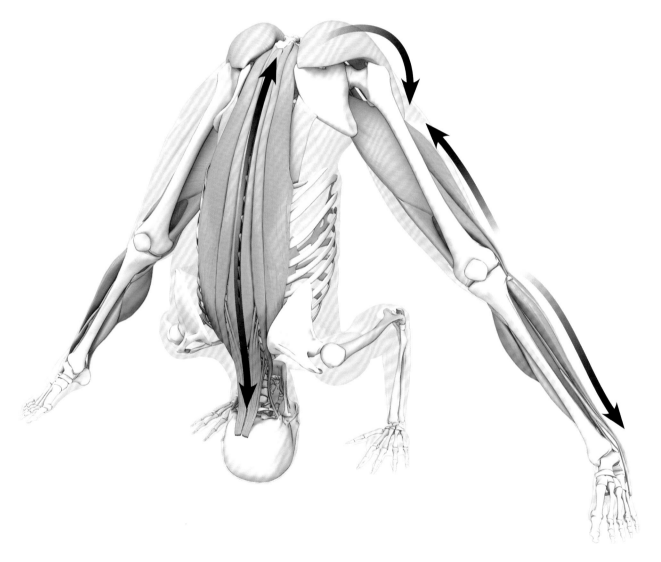

▲　步驟五　上述動作一結合，便可以伸展整個背部動力鏈，包括腓腸肌／比目魚肌肌群、膕旁肌、內收大肌、臀大肌、腰方肌和豎脊肌。雙足內翻，以伸展使足部外翻的肌肉，也就是腓骨長、短肌。離心收縮這些肌肉可穩定踝關節。記得步驟一和步驟二啟動的主作用肌，會讓這裡伸展的肌肉產生交互抑制作用。

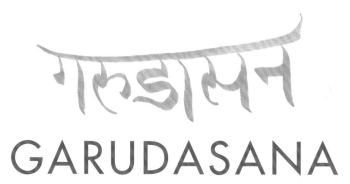

GARUDASANA
鷹式

在站姿系列的前段，我們介紹過樹式，這個體位將髖關節向外開展，胸部往上提。然而進入站姿體位的尾聲，我們就利用三角前彎式把身體往前摺疊，之後再以鷹式聚集、內收能量。請把鷹式當作站立版本的嬰兒式，髖關節內收、內旋，雙臂交叉盤繞。鷹式有三個重點，每個重點交互影響：兩隻手臂在胸前內收盤繞；雙腿在骨盆前方內收，股骨內旋；雙足則是平衡動作的基座。夾緊的雙腿連結了骨盆與足部，並保持平衡。兩邊肘關節夾緊，可使腿部肌肉和骨盆橫膈膜收縮力道倍增，如此一來就可發揮協同作用，提高平衡，有助於形成根鎖。

重要關節姿勢

- 站立腿膝關節屈曲 20 度
- 兩邊髖關節內收、內旋
- 背部伸展
- 肩關節屈曲 90 度、內收
- 肘關節屈曲

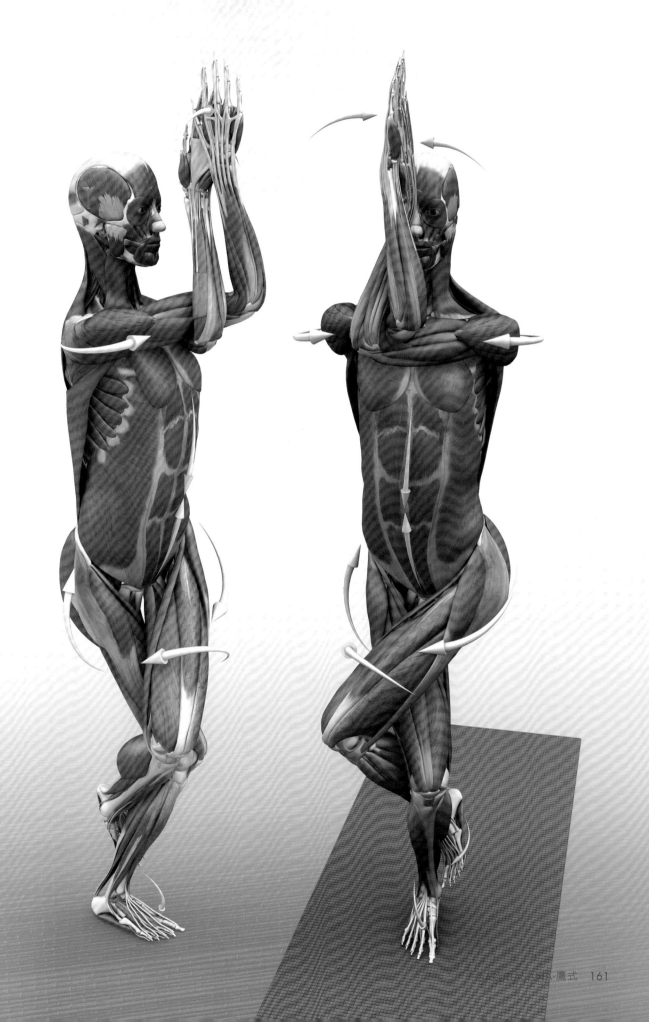

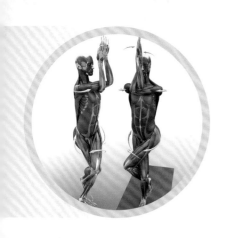

鷹式準備動作

首先，雙臂肘關節內收、交叉，把一邊的肘關節放在另一邊肘關節之上。下方手肘往上方手肘推。接著，雙手盤繞，下方手臂的指頭壓入上方手臂的掌心裡。假如你的雙手無法做到這個姿勢，兩邊肘關節只要交叉、彼此交疊即可。柔軟度可以花時間改善，之後再慢慢往雙手盤繞的姿勢努力。

接著，膝關節彎曲。這個動作可以降低重心，強化大腿肌肉。之後再把另一隻腳放在大腿之上。上半身與下半身的左右順序必須相反。例如，假使左手放在右手之上，下半身就要把右腳放在左腳之上；反之亦然。雙邊的大腿夾緊。最後，如右頁圖所示，把懸空的那隻腳掌勾在另一隻腳的小腿上。如果身體失去平衡，就彎曲膝關節降低重心，直到身體恢復平衡。利用像半魚王式（Ardha Matsyendrasana）這種扭轉體位（下圖），伸展髖關節的外展肌群。

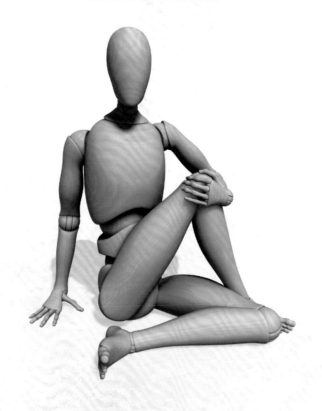

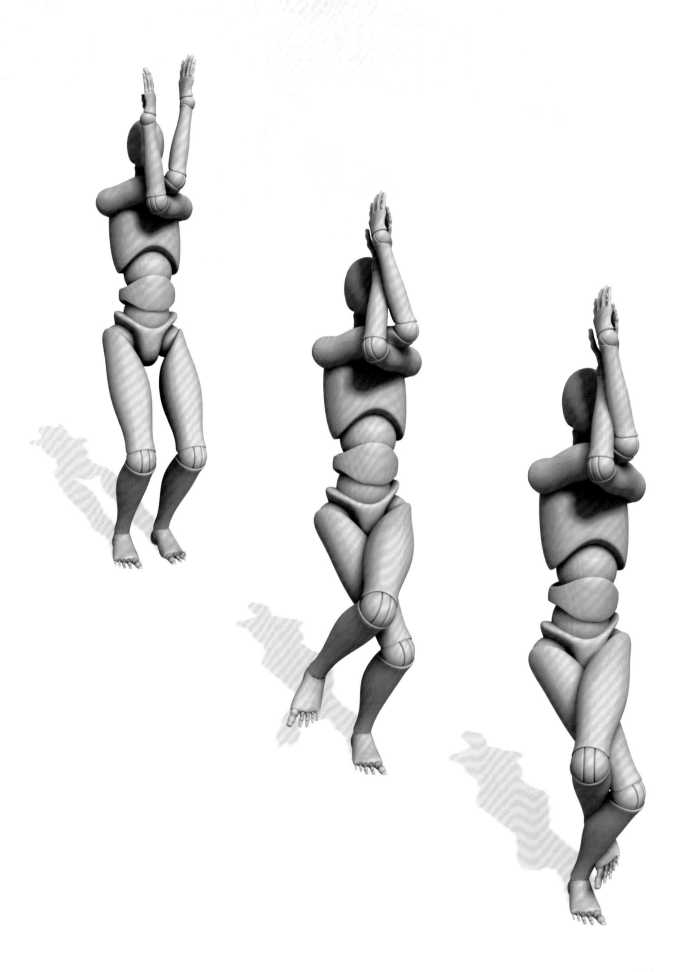

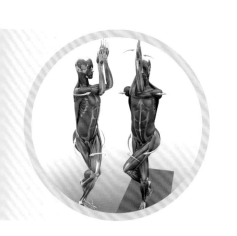

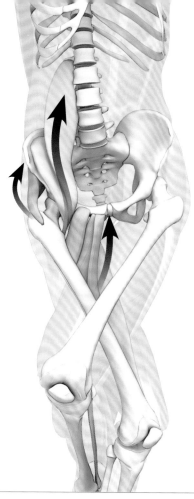

◀ **步驟一** 站立腿屈曲、內收。腰大肌會伸直腰椎，並與髂肌通力合作，以屈曲股骨，並使骨盆前傾。恥骨肌和內收前肌彼此協同，使股骨內收。臀小肌（圖中骨盆側面）使髖關節屈曲、內旋，並使股骨固定在髖臼窩裡。進行這個體位時，要觀想這些肌肉正在運作。

步驟二 單腳平衡的動作，要借助髖關節到足部所有肌肉的動態交互作用。當你單腳直立之時，股骨和脛骨相對來說處於正位，所以身體部分重量被骨頭的張力所吸收。但是當膝關節屈曲時，骨頭不再處於正位，身體重量就得靠膝關節伸展機制（股四頭肌、髕骨、髕骨肌腱）支撐。

臀中肌和闊筋膜張肌在此形成兩個動作。首先，臀中肌和闊筋膜張肌自動啟動，把骨盆拴住、穩固。第二，這兩條肌肉把大腿內旋。將膝關節外側推向上面那隻腳，以此收縮闊筋膜張肌。這個動作使體位更穩定。

最後把你的重量平均分散於腳掌，分別啟動脛後肌和腓骨長、短肌，平均足部內翻與外翻的力量。這些小腿肌肉的動作能夠穩固踝關節，活化足弓。

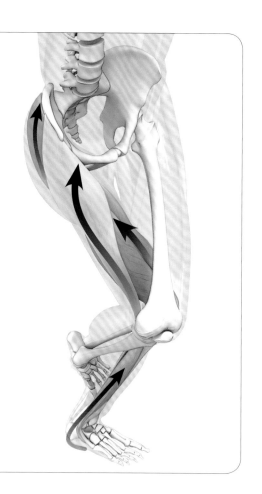

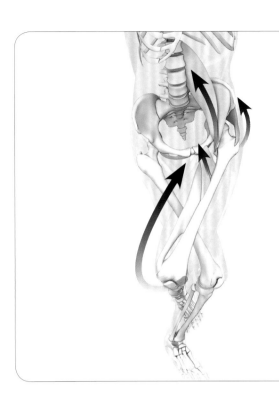

步驟三　啟動腰肌和內收肌群，將上大腿交叉越過下大腿，持續內收。股骨屈曲，並觀想臀小肌收縮，使股骨固定在髖臼窩裡。臀小肌也會內旋屈曲的股骨。啟動雙腿的內收肌群，夾緊雙腿。為了讓體位趨近完美、注入動力，試著把內收的股骨拉開。這個動作將啟動闊筋膜張肌，進而形成步驟二所描述的動作。

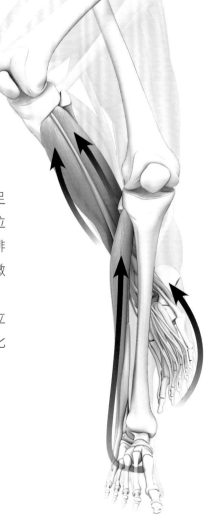

▶ 步驟四　前腳足部從後方勾住站立腿的小腿，並把足背往小腿方向拉，形成足部背曲。這個動作會啟動位於腳前半部的脛前肌和伸趾肌，也會收縮腳側面的腓骨肌，使足部外翻。接著再啟動脛後肌，使足部稍微內翻，以此平衡前一個動作，穩固踝關節。

讓站立腿的蹠球壓入墊內，協助平衡。這會啟動站立腿的腓骨長、短肌。同時啟動站立腿的脛後肌來活化足弓。

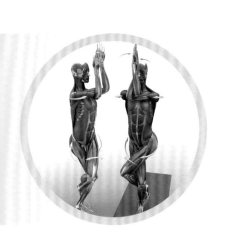

步驟五　雙手互靠，儘量往另一隻手臂的方
向拉，肩關節內收，以此收縮胸大肌。而背闊
肌、大圓肌和肱三頭肌的長頭端，也會協助上臂
內收的動作。兩隻手臂像是要往下降低，但同時
要啟動前三角肌，以抵抗降低的動作，透過這兩個
動作，以形成一股對立的力量。啟動前三角肌的訣竅是夾
緊兩手肘關節，把意識帶到身體背面的背闊肌。
在抵抗中試著伸展肘關節，並仔細感受這會如何啟動肱三
頭肌，進而更精準地改善兩隻手臂在胸前交叉、內收的動
作。手指壓入掌心。啟動上半身這些肌肉，會強化下半身
肌肉收縮的力道。

▶ 步驟六　兩隻手臂在胸前內收，以伸展背部的菱形肌及斜方肌中
段。啟動豎脊肌和腰方肌，使背部微微拱起。啟動後鋸肌，把胸
廓背面往下拉，使胸廓擴展開來（觀想有助於這個動作）。啟動
站立腿的臀肌，使骨盆保持平衡。臀肌與髖關節前方的腰大肌會
把股骨固定在髖臼窩裡。

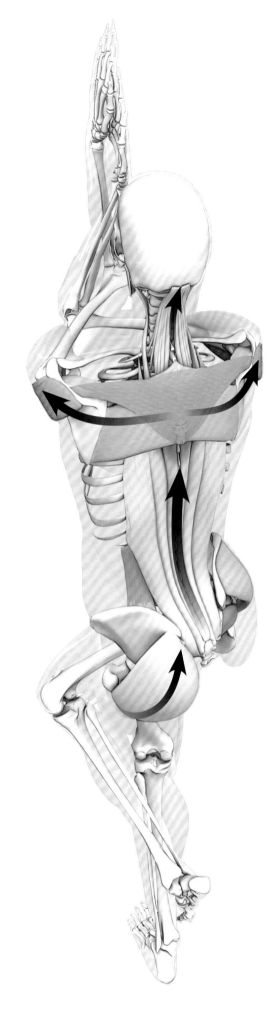

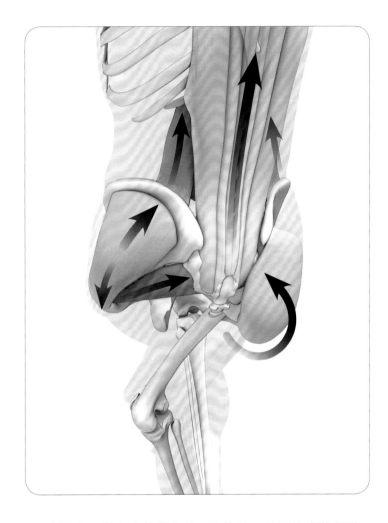

步驟七 當上方的腿內收、內旋時,特別注意這個動作如何伸展臀中肌和闊筋膜張肌的外展部位,並同時延展梨狀肌、閉孔內外肌、上下孖肌和股方肌(髖關節的深層外旋肌)。

復原體位
有支撐的橋式（SUPPORTED SETU BANDHA）

你可以在練習尾聲，利用復原體位放鬆身心。有支撐的橋式可使腰大肌和股四頭肌被動伸展。請注意，這同時也是倒立體位。下半身的位置高於心臟，能促進心臟血液回流，刺激自主神經系統中的副交感神經。這有助於降低心搏和血壓。

足部下壓，股四頭肌收縮以提高軀幹。接著，瑜伽磚置於薦骨下方（而不是腰椎下方）。全身的重量均勻

放在瑜伽磚上，膝關節保持彎曲，如下圖所示。毯子摺好放在頭部底下，使頸部的姿勢保持微微屈曲，雙手落在身體兩側，掌心朝上。閉上眼睛放鬆，停留幾分鐘。接著抬高身體，移開瑜伽磚，把骨盆放回地面，身體往右繞轉，以嬰兒式休息片刻，然後起身。

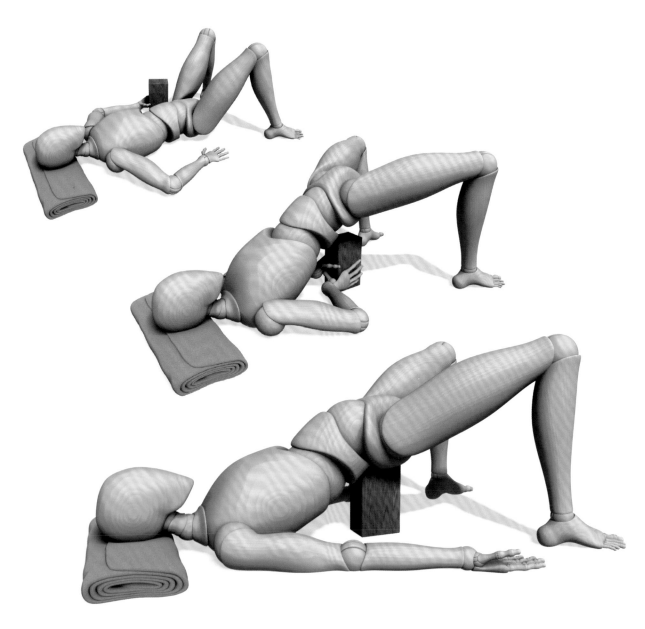

雙腳靠牆倒立式（VIPARITA KARANI）

雙腳靠牆倒立式這個復原體位可以當作練習的尾聲，或放在有支撐的橋式之後。這能被動伸展臀大肌這種髖伸肌，並開展胸部。雙腳靠牆倒立式也是倒立體位，類似橋式的功能，能刺激自主神經系統。

拿塊墊枕靠牆放好，你可以在牆壁與墊枕之間放塊瑜伽磚，好讓骨盆就定位，以免身體滑落（見圖）。毯子摺好墊在頭部底下，使頭稍微抬高，頸部緩和屈曲。兩隻手落在身體兩側，掌心朝上。閉上眼睛，在這裡停留幾分鐘。接著移開墊枕，身體繞轉向右方，以嬰兒式休息片刻，然後起身。

身體平躺，頭部墊塊毯子，進入大休息式。

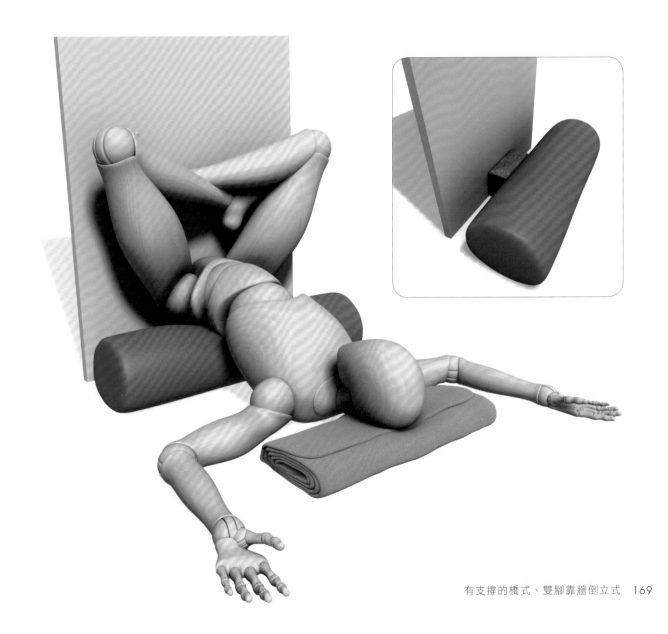

索引
INDEX

動作索引

每個身體動作都有特定的名稱。無論你是從事瑜伽教學，或是分析形塑身體姿勢的肌肉，這些動作名稱都十分重要。瑜伽老師最好用學生聽得懂的詞彙進行教學。當你用科學術語描述動作之時，必須再以一般人常用的說法詳加解釋。你下達的指令應當盡量精準而簡潔。

切記，肌肉收縮使關節、附肢落在各個體位的正確位置上。一旦了解關節姿勢，便能分析該啟動哪些肌肉做出特定體位。具備這些專業知識，你就能指導學生運用精準的要領，調整、穩定身體進入體位，伸展正確的肌肉，進而創造鎖印。因此，揭開體位奧祕的第一步就是充分理解身體動作。

身體有六個基本動作：屈曲（flexion）、伸展（extention）、內收（adduction）、外展（abduction）、內旋（internal／medial rotation）、外旋（external／lateral rotation）。這六個動作發生在三個平面上，如圖所示。而這些動作的方向則是根據身體結構上的姿勢來定義。

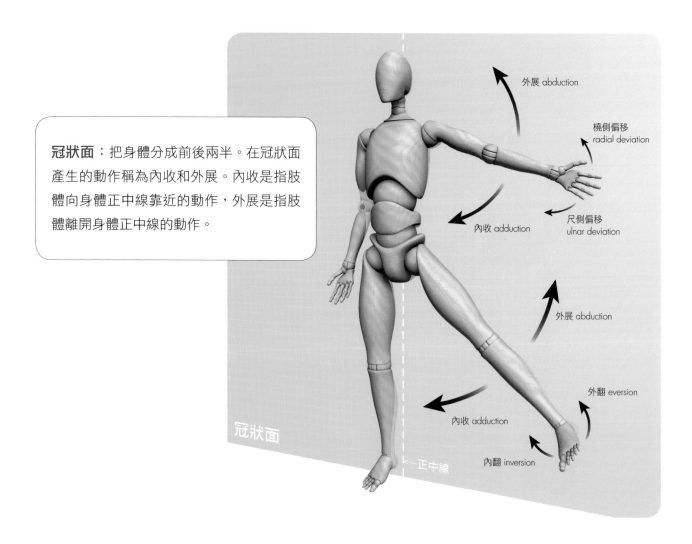

冠狀面：把身體分成前後兩半。在冠狀面產生的動作稱為內收和外展。內收是指肢體向身體正中線靠近的動作，外展是指肢體離開身體正中線的動作。

外展 abduction

橈側偏移 radial deviation

內收 adduction

尺側偏移 ulnar deviation

外展 abduction

外翻 eversion

內收 adduction

內翻 inversion

冠狀面

←－正中線

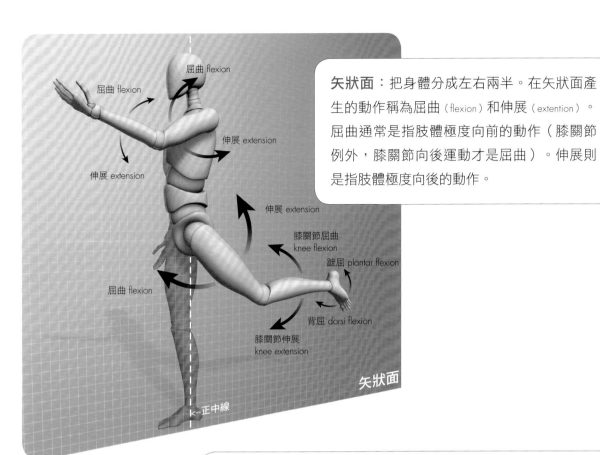

矢狀面：把身體分成左右兩半。在矢狀面產生的動作稱為屈曲（flexion）和伸展（extention）。屈曲通常是指肢體極度向前的動作（膝關節例外，膝關節向後運動才是屈曲）。伸展則是指肢體極度向後的動作。

屈曲 flexion

屈曲 flexion

伸展 extension

伸展 extension

伸展 extension

膝關節屈曲 knee flexion

蹠屈 plantar flexion

屈曲 flexion

背屈 dorsi flexion

膝關節伸展 knee extension

矢狀面

←正中線

橫切面：把身體分成上下兩半。在橫切面產生的動作稱為旋轉（rotation）。旋轉又分為內旋（往正中線轉）、外旋（遠離正中線）。

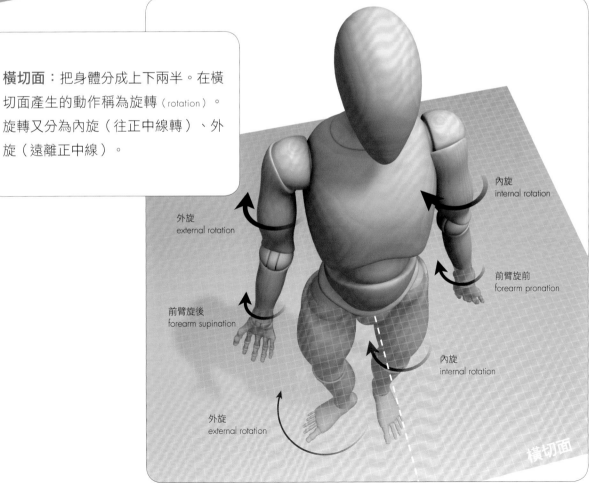

外旋 external rotation

內旋 internal rotation

前臂旋前 forearm pronation

前臂旋後 forearm supination

內旋 internal rotation

外旋 external rotation

橫切面

動作索引

在此以扭轉半月式和側角伸展式為例，說明如何分析重要關節姿勢。分析
順序是按照構成體位姿態的先後動作條列而下。

1. 站立腿髖關節屈曲
2. 上抬腿髖關節伸展
3. 上抬腿膝關節伸展
4. 站立腿膝關節伸展
5. 肩關節外展
6. 肘關節伸展
7. 腕關節伸展
8. 肩關節外展、外旋
9. 肘關節伸展
10. 軀幹側屈、旋轉

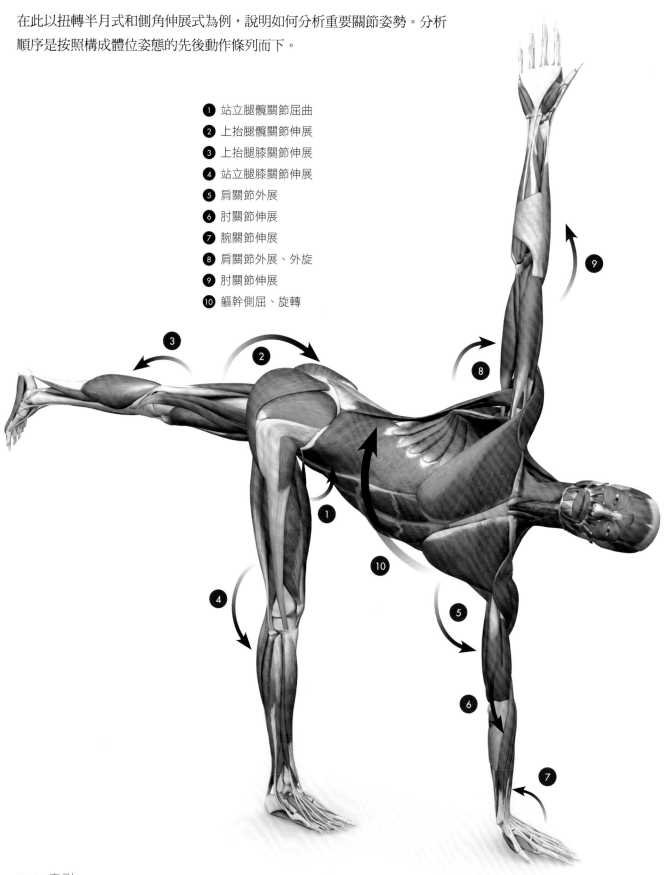

1 髖關節屈曲
2 膝關節屈曲
3 髖關節伸展、外旋
4 膝關節伸展
5 踝關節背屈、後足內翻、前足旋後
6 軀幹側屈
7 肘關節伸展
8 腕關節伸展
9 肘關節伸展
10 前臂旋後
11 肩關節外旋
12 肩關節外旋
13 頸部旋轉

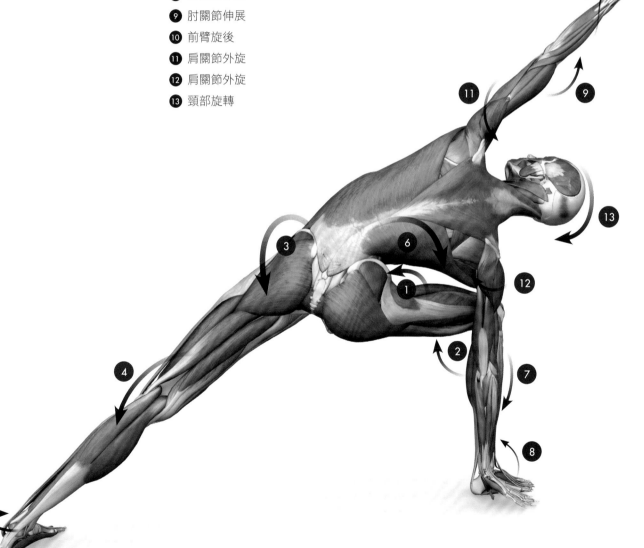

動作與肌肉對照表

頸部

肌肉名稱		屈曲	伸展	側屈	側伸	旋轉
頭半棘肌	Semispinalis capitis		●	●	●	●
頭夾肌	Splenius capitis		●	●	●	●
胸鎖乳突肌	Sternocleidomastoid	●		●	●	●
提肩胛肌	Levator scapulae		●	●	●	
斜方肌	Trapezius		●	●	●	●

軀幹

肌肉名稱		屈曲	伸展	側屈	旋轉
腹外斜肌	External oblique	●		●	●
腹內斜肌	Internal oblique	●		●	●
腹直肌	Rectus abdominis	●			
胸棘肌	Spinalis thoracis		●		
側橫突間肌	Lateral intertransverse			●	
棘間肌	Interspinales		●		
胸最長肌	Longissimus thoracis		●		
腰髂肋肌	Iliocostalis lumborum		●		
多裂肌	Multifidus		●		
旋轉肌群	Rotators		●		●
腰方肌	Quadratus lumborum		●	●	
腰大肌	Psoas major	●		●	
髂肌	Iliacus	●		●	

髖部

肌肉名稱		屈曲	伸展	內收	外展	內旋	外旋
臀大肌	Gluteus maximus		●				●
臀中肌	Gluteus medius	●	●		●	●	●
臀小肌	Gluteus minimus	●	●		●	●	●
闊筋膜張肌	Tensor fascia lata	●			●	●	
腰大肌	Psoas major	●					●
髂肌	Iliacus	●					●
股直肌	Rectus femoris	●			●		
縫匠肌	Sartorius	●			●		●
恥骨肌	Pectineus	●		●			●
內收大肌	Adductor magnus		●	●			●
內收長肌	Adductor longus	●		●			●
內收短肌	Adductor brevis	●		●			●
股薄肌	Gracilis	●		●			●
梨狀肌	Piriformis				●		●
上孖肌	Gemellus superior				●		●
下孖肌	Gemellus inferior				●		●
閉孔內肌	Obturator internus				●		●
閉孔外肌	Obturator externus						●
股方肌	Quadratus femoris				●		●
半腱肌	Semitendinosus		●			●	
半膜肌	Semimembranosus		●			●	
股二頭肌	Biceps femoris		●				●

動作與肌肉對照表

膝關節

肌肉名稱		屈曲	伸展	內旋	外旋
股內側肌	Vastus medialis		●		
股外側肌	Vastus lateralis		●		
股中間肌	Vastus intermedius		●		
股直肌	Rectus femoris		●		
縫匠肌	Sartorius	●			●
半腱肌	Semitendinosus	●		●	
半膜肌	Semimembranosus	●		●	
股二頭肌	Biceps femoris	●			●
股薄肌	Gracilis	●		●	
膕肌	Popliteus	●			
腓腸肌	Gastrocnemius	●			

小腿

肌肉名稱		踝關節蹠屈	踝關節背屈	足外翻	足內翻	趾屈曲	趾伸展
腓腸肌	Gastrocnemius	●					
比目魚肌	Soleus	●					
脛前肌	Tibialis anterior		●		●		
脛後肌	Tibialis posterior	●			●		
腓長肌	Peroneus longus	●		●			
腓短肌	Peroneus brevis	●		●			
第三腓骨肌	Peroneus tertius	●		●			
屈趾長肌	Flexor digitorum longus	●			●	●	
屈拇趾長肌	Flexor hallucis longus	●			●	●	
伸趾長肌	Extensor digitorum longus		●	●			●
伸拇趾長肌	Extensor hallucis longus		●		●		●

足部

肌肉名稱		趾屈曲	趾伸展	趾內收	趾外展
屈趾短肌	Flexor digitorum brevis	●			
屈拇趾短肌	Flexor hallucis brevis	●			
屈小趾短肌	Flexor digiti minimi brevis	●			
伸趾短肌	Extensor digitorum brevis		●		
伸拇趾短肌	Extensor hallucis brevis		●		
外展小趾肌	Abductor digiti minimi				●
外展拇趾肌	Abductor hallucis				●
內收拇趾肌	Adductor hallucis			●	
蚓狀肌	Lumbricales	●	●	●	
足底骨間肌	Plantar interosseous	●		●	
足背骨間肌	Dorsal interosseous	●			●

手部

肌肉名稱		屈曲	伸展	內收	外展
屈指淺肌	Flexor digitorum superficialis	●			
屈指深肌	Flexor digitorum profundus	●			
屈拇指長肌	Flexor pollicis longus	●			
屈拇指短肌	Flexor pollicis brevis	●			
屈小指短肌	Flexor digiti minimi brevis	●			
伸指肌	Extensor digitorum		●		
伸拇指長肌	Extensor pollicis longus		●		
伸拇指短肌	Extensor pollicis brevis		●		
伸食指肌	Extensor indicis		●		
伸小指肌	Extensor digiti minimi		●		
拇長展肌	Abductor pollicis longus				●
拇短展肌	Abductor pollicis brevis				●
內收拇指肌	Adductor pollicis			●	
外展小指肌	Abductor digiti minimi				●
蚓狀肌	Lumbricales	●	●		
背側骨間肌	Dorsal interosseous	●	●	●	

動作與肌肉對照表

手臂與腕關節

肌肉名稱		肘關節屈曲	肘關節外展	前臂旋前	前臂旋後	腕關節屈曲	腕關節伸展	腕關節尺側偏斜	腕關節橈側偏斜
肱二頭肌	Biceps brachii	●			●				
肱肌	Brachialis	●							
肱三頭肌	Triceps brachii		●						
肘後肌	Anconeus		●						
肱橈肌	Brachioradialis	●							
旋後肌	Supinator				●				
旋前圓肌	Pronator teres			●					
旋前方肌	Pronator quadratus			●					
橈側伸腕長肌	Extensor carpi radialis longus						●		●
橈側伸腕短肌	Extensor carpi radialis brevis						●		●
尺側伸腕肌	Extensor carpi ulnaris						●	●	
橈側屈腕肌	Flexor carpi radialis					●			●
尺側屈腕肌	Flexor carpi ulnaris					●		●	
伸指肌	Extensor digitorum						●		
伸拇指短肌	Extensor pollicis brevis								●
伸拇指長肌	Extensor pollicis longus				●				●
外展拇指長肌	Abductor pollicis longus								●

肩關節

肌肉名稱		後縮	前突	上提	下壓	屈曲（手臂上舉）	伸展（手臂向背後）	內收	外展	內旋	外旋
菱形肌	Rhomboids	●									
前鋸肌	Serratus anterior		●	●					●		
斜方肌	Trapezius	●		●	●			●	●		
提肩胛肌	Levator scapulae		●	●							
闊背肌	Latissimus dorsi	●			●		●	●		●	
大圓肌	Teres major						●	●		●	
胸大肌	Pectoralis major				●	●		●		●	
胸小肌	Pectoralis minor		●		●						
前三角肌	Anterior deltoid					●				●	
側三角肌	Lateral deltoid								●		
後三角肌	Posterior deltoid						●				●
棘上肌	Supraspinatus								●		
棘下肌	Infraspinatus										●
小圓肌	Teres minor							●			●
肩胛下肌	Subscapularis									●	
肱二頭肌	Biceps brachii					●					
喙肱肌	Coracobrachialis					●		●			
肱三頭肌	Triceps brachii						●	●			

解剖學索引
骨頭 BONES

1 頭骨 skull
2 下頜骨 mandible
3 頸椎 cervical spine
4 胸椎 thoracic spine
5 腰椎 lumbar spine
6 薦骨 sacrum
7 髂骨（骨盆） ilium bone (pelvis)
8 坐骨粗隆（坐骨） ischial tuberosity (sit bone)
9 股骨 femur
10 髕骨 patella
11 脛骨 tibia
12 腓骨 fibula
13 肋骨 ribs

14 胸骨 sternum
15 鎖骨 clavicle
16 肩胛骨 scapula
17 肱骨 humerus
18 橈骨 radius
19 尺骨 ulna
20 後足 hindfoot
21 中足 midfoot
22 前足 forefoot
23 腕骨（手腕） carpals (wrist)
24 掌骨 metacarpals
25 指骨 phalanges

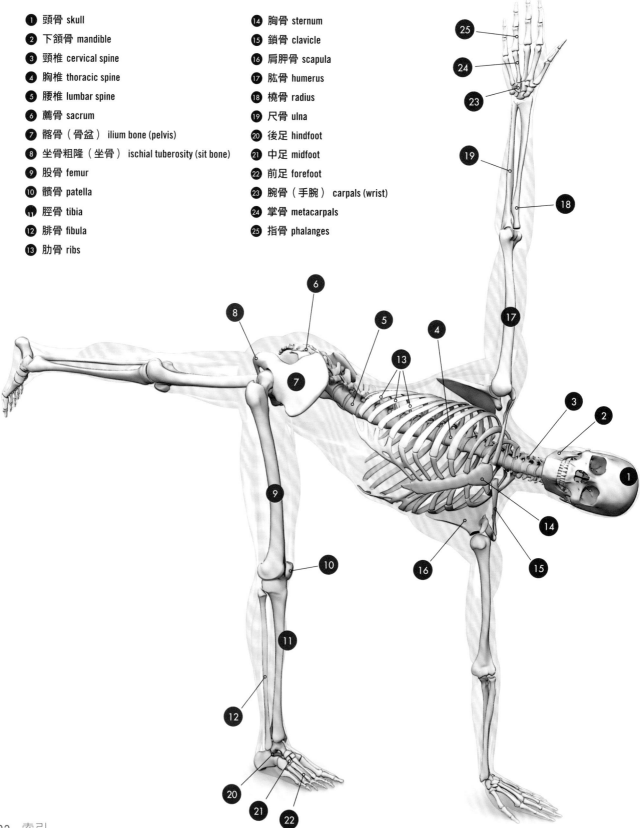

中軸與附肢骨骼
AXIAL AND APPENDICULAR SKELETONS

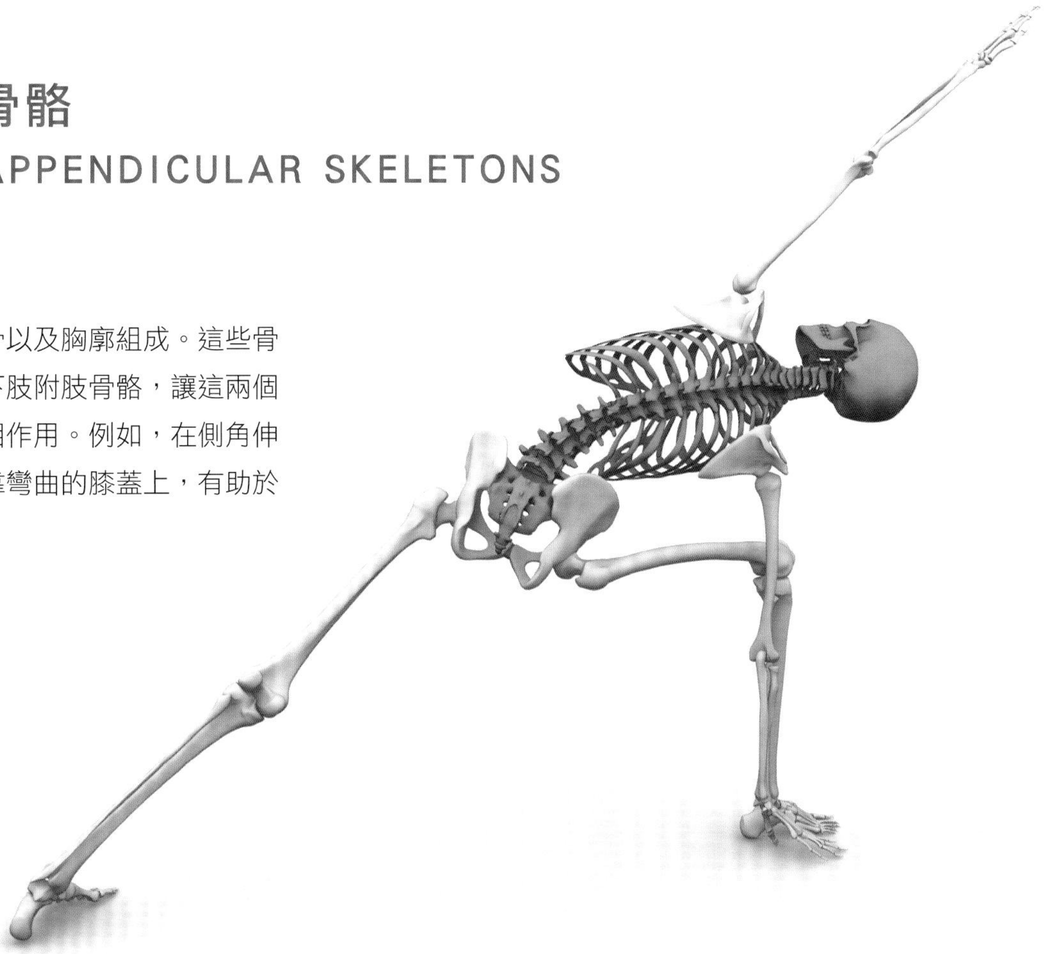

中軸骨骼 Axial Skeleton

中軸骨骼由頭骨、脊椎骨以及胸廓組成。這些骨骼連結上肢附肢骨骼與下肢附肢骨骼，讓這兩個不同區塊的骨骼能夠互相作用。例如，在側角伸展式中，將下端手臂緊靠彎曲的膝蓋上，有助於旋轉軀幹（中軸骨骼）。

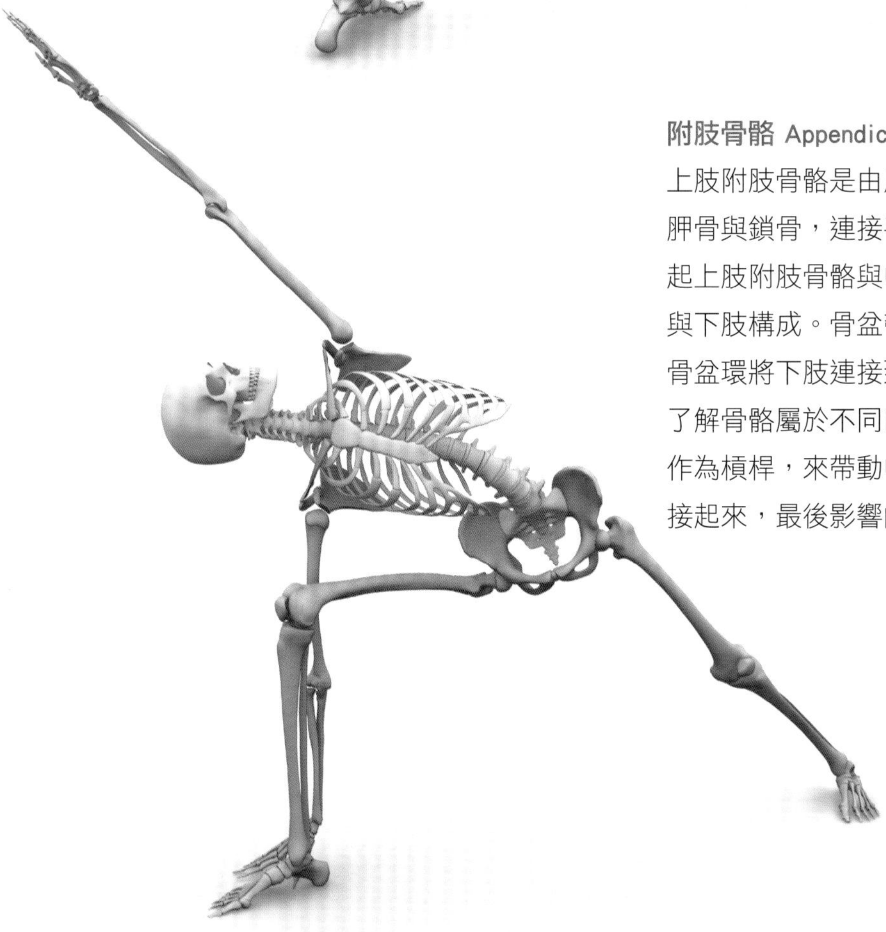

附肢骨骼 Appendicular Skeleton

上肢附肢骨骼是由肩胛帶及上肢所組成。肩胛帶包含肩胛骨與鎖骨，連接手臂與軀幹；換句話説，肩胛帶連接起上肢附肢骨骼與中軸骨骼。下肢附肢骨骼則由骨盆帶與下肢構成。骨盆帶是由髂骨、坐骨與恥骨聯合組成。骨盆環將下肢連接到中軸骨骼。

了解骨骼屬於不同區塊是很重要的，因為附肢骨骼能夠作為槓桿，來帶動中軸骨骼。如左圖所示，手和腳一銜接起來，最後影響的部位是脊椎。

肌肉 MUSCLES

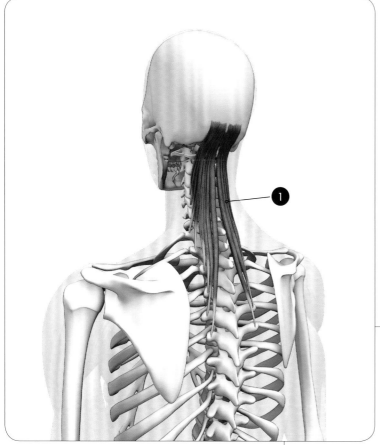

圖例

起＝起端
對於身體中點來說，肌肉連接到骨骼的較近端。

止＝止端
對於身體中點來說，肌肉連接到骨骼的較遠端。

動作
該條肌肉收縮而造成的關節運動。

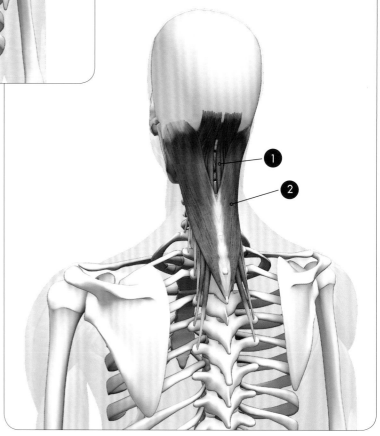

❶ 頭半棘肌

起：下頸椎和上胸椎橫突

止：枕骨

動作：伸展頭部（向後傾斜），協助轉動頭部。

❷ 頭夾肌

起：第7節頸椎和第1-4節胸椎的棘突

止：頭骨乳突，位於耳朵後方。

動作：伸展頭部和頸部；當單側收縮時，頸部會側向屈曲；頭部轉向作用肌肉該側。

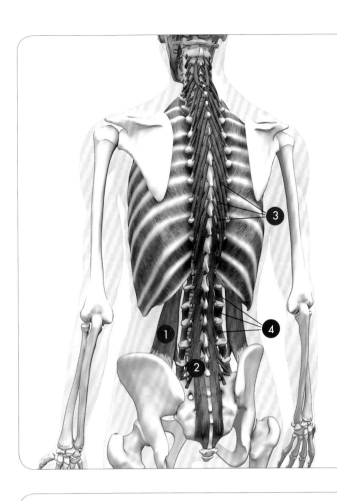

❶ 腰方肌

　起：髂棘的後端

　止：第12對肋骨的後端，第1-4節腰椎的橫突。

　動作：側向屈曲脊椎（向側邊彎）；伸展並穩定腰椎，穩定第
　　　　12對肋骨，深吸氣時會將其向下拉。

❷ 多裂肌

　起：薦骨以及髂後上棘的後端，腰椎、胸椎和頸椎橫突（沿著
　　　脊椎向上分布）。

　止：從起端的脊骨向上兩個脊骨；肌肉纖維是以對角線向身體
　　　正中線走，到達止端脊骨的棘突。

　動作：在伸展、屈曲、旋轉時穩定脊骨。

❸ 胸半棘肌

　起：第6-10節胸椎橫突

　止：下頸椎和上胸椎棘突

　動作：伸展和旋轉上胸椎及下頸椎

❹ 側橫突間肌

　起：腰椎橫突

　止：鄰近起端脊骨上方的脊骨橫突

　動作：側向屈曲腰椎

---

❶ 上後鋸肌

　起：項韌帶與第7節頸椎到第4節胸椎的棘突

　止：第2-5對肋骨的上緣

　動作：在深吸氣時，以抬高肋骨的方式擴展胸腔後側
　　　　（上後鋸肌是呼吸的輔助肌）。

❷ 下後鋸肌

　起：第11-12節胸椎、第1-3節腰椎的棘突，以及胸腰
　　　筋膜。

　止：第9-12對肋骨的下緣

　動作：在吸氣時穩定肋骨下半部

❸ 胸棘肌

　起：第6-10節胸椎的橫突

　止：第6-7節頸椎、第1-4節胸椎的棘突

　動作：伸展上胸椎及下頸椎

❹ 胸最長肌

　起：薦骨後端，以及第11-12節胸椎、第1-5節腰椎的
　　　棘突。

　止：第1-12節胸椎的橫突，第4-12對肋骨的內緣。

　動作：側屈及伸展脊椎，在吸氣時協助擴展胸腔。

❺ 腰髂肋肌

　起：薦骨後端

　止：第7-12對肋骨的後端

　動作：側屈及伸展腰椎

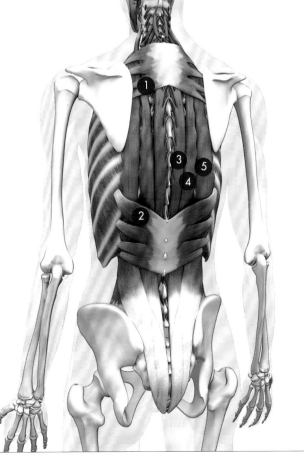

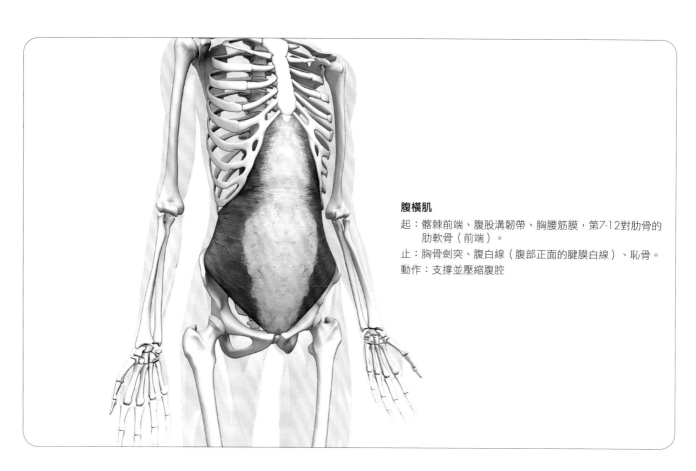

腹橫肌

起：髂棘前端、腹股溝韌帶、胸腰筋膜，第7-12對肋骨的
　　肋軟骨（前端）。

止：胸骨劍突、腹白線（腹部正面的腱膜白線）、恥骨。

動作：支撐並壓縮腹腔

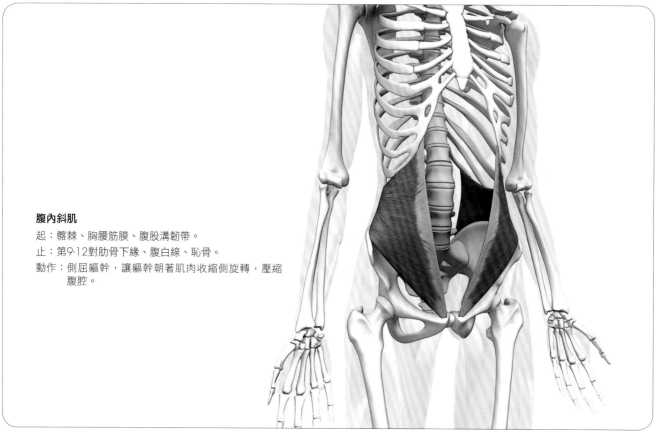

腹內斜肌

起：髂棘、胸腰筋膜、腹股溝韌帶。

止：第9-12對肋骨下緣、腹白線、恥骨。

動作：側屈軀幹，讓軀幹朝著肌肉收縮側旋轉，壓縮
　　　腹腔。

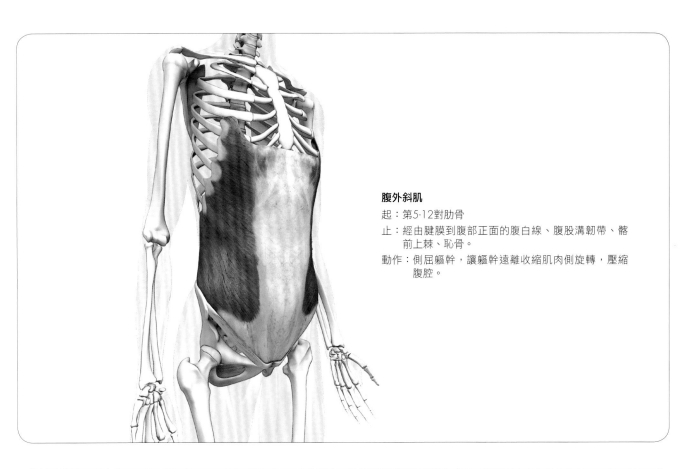

腹外斜肌

起：第5-12對肋骨

止：經由腱膜到腹部正面的腹白線、腹股溝韌帶、髂
　　前上棘、恥骨。

動作：側屈軀幹，讓軀幹遠離收縮肌肉側旋轉，壓縮
　　　腹腔。

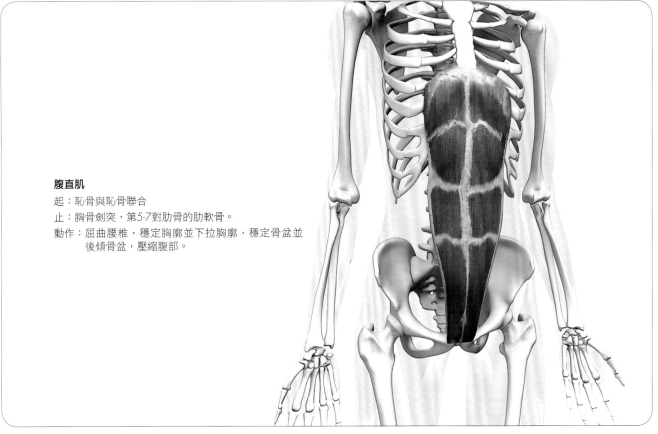

腹直肌

起：恥骨與恥骨聯合

止：胸骨劍突，第5-7對肋骨的肋軟骨。

動作：屈曲腰椎，穩定胸廓並下拉胸廓，穩定骨盆並
　　　後傾骨盆，壓縮腹部。

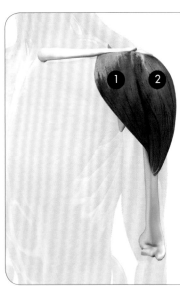

❶ 前三角肌

　起：鎖骨前方上端三分之一處

　止：肱骨幹外側表面的三角肌粗隆

　動作：向前屈曲並內旋肱骨。

❷ 側三角肌

　起：肩胛骨肩峰突的側向邊緣

　止：肱骨幹外側表面的三角肌粗隆

　動作：接續旋轉肌群的棘上肌的起始動
　　　　作，繼續外展肱骨。

❸ 後三角肌

　起：肩胛棘

　止：肱骨幹外側表面的三角肌粗隆

　動作：伸展並外旋肱骨。

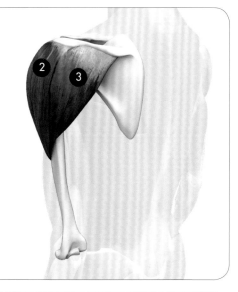

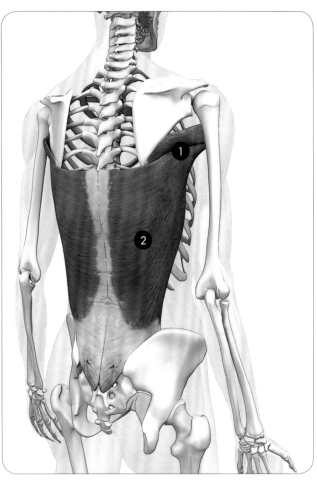

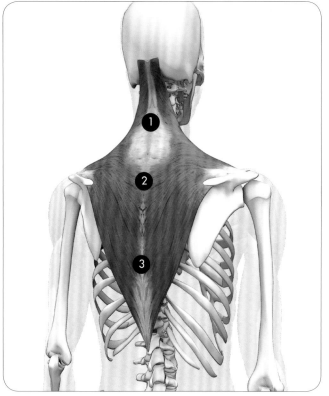

❶ 大圓肌

　起：肩胛骨的下側邊緣

　止：肱骨肱二頭肌溝

　動作：內收並內旋肱骨

❷ 闊背肌

　起：胸腰筋膜、髂棘的後部、第9-12對肋骨、肩胛骨下緣

　止：肱骨肱二頭肌溝

　動作：伸展、內收，並內旋肱骨。

❶ 上斜方肌

　起：枕骨、項韌帶

　止：肩胛棘的上緣

　動作：上提（抬起）肩胛帶，配合下斜方肌來旋轉肩胛骨
　　　　使手臂高舉過頭。

❷ 中斜方肌

　起：第7節頸椎到第7節胸椎的棘突

　止：肩峰內緣，鎖骨外側三分之一處的後端。

　動作：內收肩胛骨（後縮）

❸ 下斜方肌

　起：第8-12節胸椎的棘突

　止：肩峰內緣，鎖骨外側三分之一處的後端。

　動作：肩胛骨向下壓，幫助身體在手臂平衡動作中保持穩
　　　　定，配合上斜方肌來旋轉肩胛骨使手臂高舉過頭。

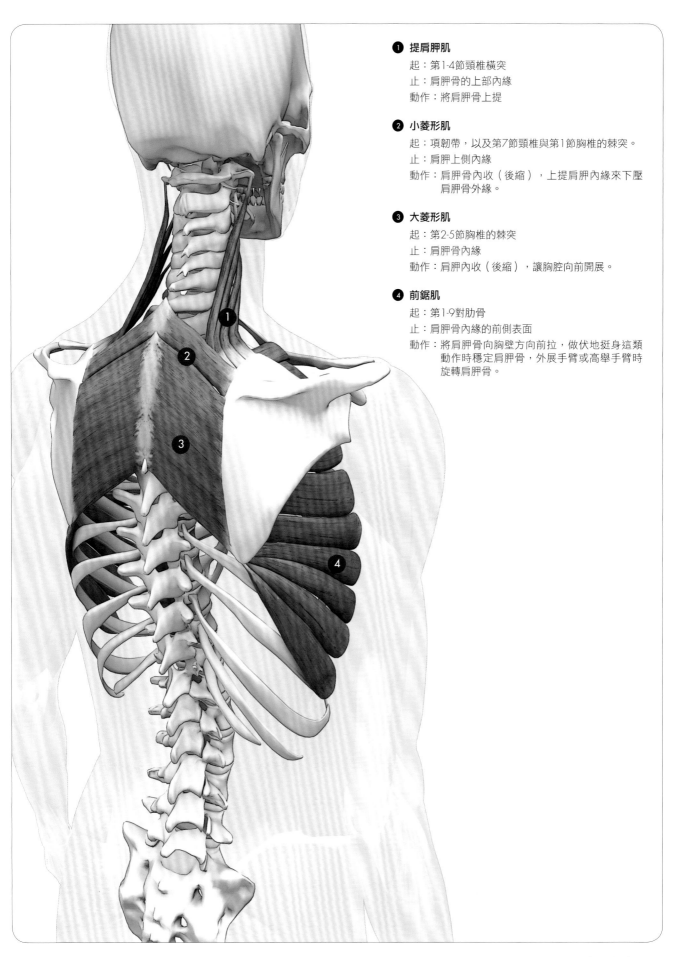

❶ 提肩胛肌

起：第1-4節頸椎橫突

止：肩胛骨的上部內緣

動作：將肩胛骨上提

❷ 小菱形肌

起：項韌帶，以及第7節頸椎與第1節胸椎的棘突。

止：肩胛上側內緣

動作：肩胛骨內收（後縮），上提肩胛內緣來下壓
　　　肩胛骨外緣。

❸ 大菱形肌

起：第2-5節胸椎的棘突

止：肩胛骨內緣

動作：肩胛內收（後縮），讓胸腔向前開展。

❹ 前鋸肌

起：第1-9對肋骨

止：肩胛骨內緣的前側表面

動作：將肩胛骨向胸壁方向前拉，做伏地挺身這類
　　　動作時穩定肩胛骨，外展手臂或高舉手臂時
　　　旋轉肩胛骨。

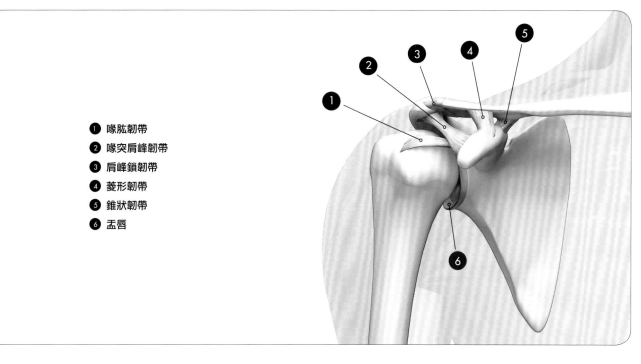

- **①** 喙肱韌帶
- **②** 喙突肩峰韌帶
- **③** 肩峰鎖韌帶
- **④** 菱形韌帶
- **⑤** 錐狀韌帶
- **⑥** 盂唇

① 棘上肌

　　起：肩胛骨棘上窩

　　止：肱骨大結節

　　動作：開始肱骨的外展動作（手臂側向高舉），
　　　　　將肱骨頭穩定於肩關節窩內。

② 肩胛下肌

　　起：肩胛下窩的肩胛骨前側表面

　　止：肱骨小結節

　　動作：內旋肱骨，將肱骨頭穩定於肩關節窩內。

③ 小圓肌

　　起：肩胛骨外緣的上部

　　止：肱骨大結節的後方下部

　　動作：外旋肱骨，將肱骨頭穩定於肩關節窩內。

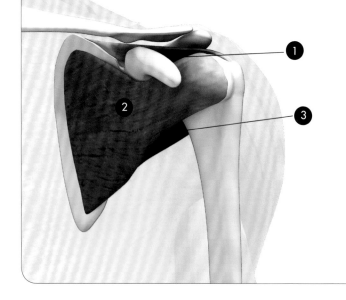

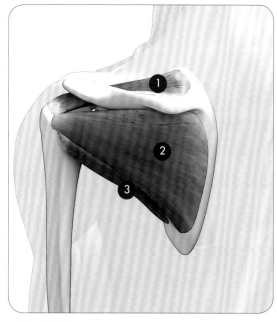

① 棘上肌

　　起：肩胛骨棘上窩

　　止：肱骨大結節

　　動作：開始肱骨的外展動作（手臂側向高舉），
　　　　　將肱骨頭穩定於肩關節窩內。

② 棘下肌

　　起：肩胛骨棘下窩

　　止：肱骨大結節

　　動作：外旋肩關節

③ 小圓肌

　　起：肩胛骨外緣的上部

　　止：肱骨大結節的後方下部

　　動作：外旋肱骨，將肱骨頭穩定於肩關節窩內。

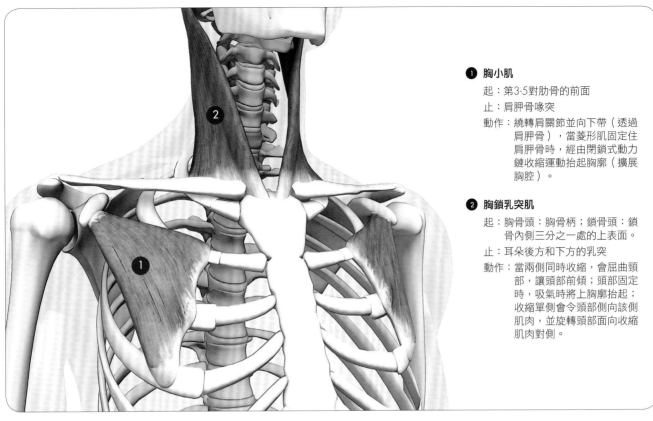

1 胸小肌

起：第3-5對肋骨的前面

止：肩胛骨喙突

動作：繞轉肩關節並向下帶（透過肩胛骨），當菱形肌固定住肩胛骨時，經由閉鎖式動力鏈收縮運動抬起胸廓（擴展胸腔）。

2 胸鎖乳突肌

起：胸骨頭：胸骨柄；鎖骨頭：鎖骨內側三分之一處的上表面。

止：耳朵後方和下方的乳突

動作：當兩側同時收縮，會屈曲頸部，讓頭部前傾；頭部固定時，吸氣時將上胸廓抬起；收縮單側會令頭部側向該側肌肉，並旋轉頭部面向收縮肌肉對側。

1 胸大肌

起：胸肋頭：胸骨柄前方以及胸骨體；鎖骨頭：鎖骨的內側一半處。

止：肱骨上半的肱二頭肌溝外緣

動作：內收並內旋肱骨。胸肋頭會將肱骨向下帶，橫過身體往對側髖部方向。鎖骨頭會前屈並內旋肱骨，令肱骨橫跨身體朝向肩關節另一側。

2 喙肱肌

起：肩胛骨喙突

止：肱骨幹中段的內側表面

動作：協助胸肌內收肱骨與肩關節

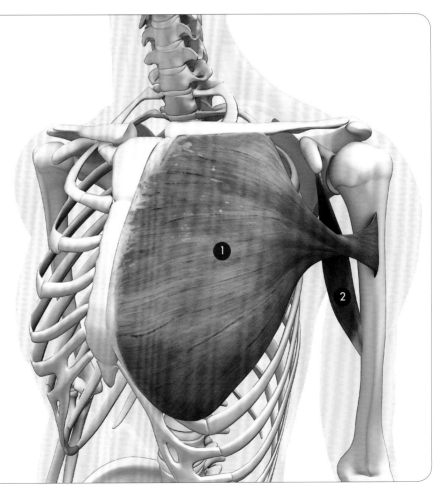

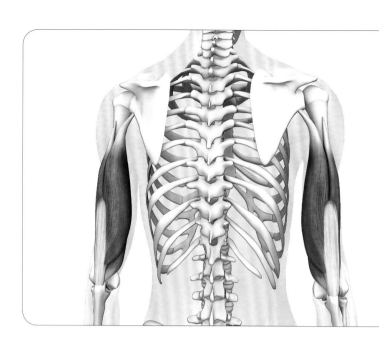

肱三頭肌
起：長頭端起於肩窩下緣的盂下結節；內側端與外側
　　端起於肱骨的後方表面與肌間隔膜。
止：尺骨鷹嘴突
動作：伸展肘關節，長頭端使手臂後移並內收。

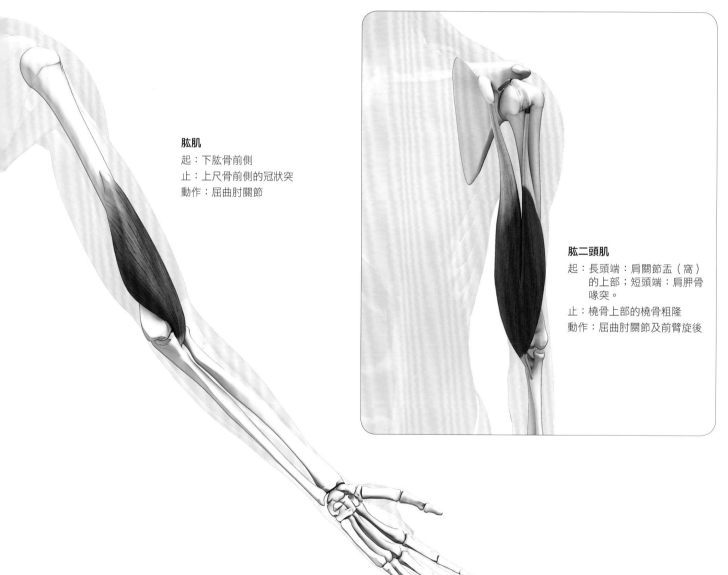

肱肌
起：下肱骨前側
止：上尺骨前側的冠狀突
動作：屈曲肘關節

肱二頭肌
起：長頭端：肩關節盂（窩）
　　的上部；短頭端：肩胛骨
　　喙突。
止：橈骨上部的橈骨粗隆
動作：屈曲肘關節及前臂旋後

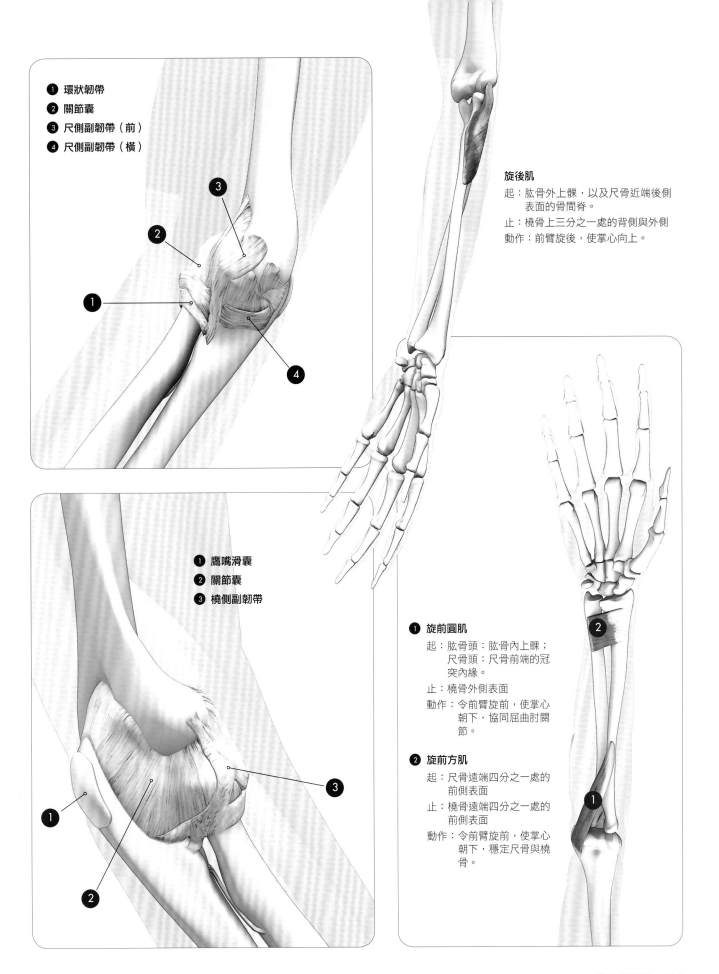

① 環狀韌帶
② 關節囊
③ 尺側副韌帶（前）
④ 尺側副韌帶（橫）

旋後肌

起：肱骨外上髁，以及尺骨近端後側
　　表面的骨間脊。

止：橈骨上三分之一處的背側與外側

動作：前臂旋後，使掌心向上。

① 鷹嘴滑囊
② 關節囊
③ 橈側副韌帶

① **旋前圓肌**

起：肱骨頭：肱骨內上髁；
　　尺骨頭：尺骨前端的冠
　　突內緣。

止：橈骨外側表面

動作：令前臂旋前，使掌心
　　　朝下，協同屈曲肘關
　　　節。

② **旋前方肌**

起：尺骨遠端四分之一處的
　　前側表面

止：橈骨遠端四分之一處的
　　前側表面

動作：令前臂旋前，使掌心
　　　朝下，穩定尺骨與橈
　　　骨。

❶ 屈指深肌

起：尺骨上三分之二處的前
側表面與內側表面，以
及骨間膜（尺骨與橈骨
之間）。

止：手指指骨遠端的掌心面
（前面）

動作：屈曲拇指，並協同屈
曲較近端指骨與腕關
節。

❷ 屈拇指長肌

起：橈骨·骨幹中段的前側表
面、尺骨的冠狀突、內
上髁。

止：拇指指骨遠端的掌心面
（前面）

動作：屈曲拇指，協同屈曲
腕關節。

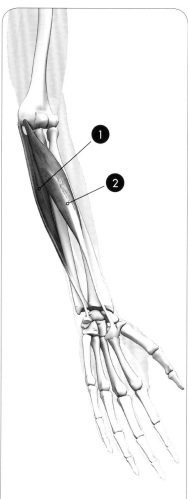

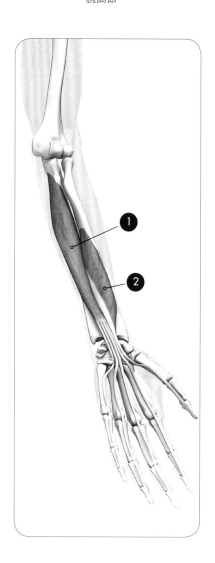

屈指淺肌

起：肱骨內上髁、尺骨冠狀突、橈骨上
部前緣

止：兩條肌腱分別止於四根手指的中指
骨兩側

動作：屈曲手指的中指骨，協同腕關節
屈曲。

❶ 尺側屈腕肌

起：肱骨內上髁，尺骨的內
緣與上三分之二處。

止：腕關節的豌豆骨，第五
掌骨底部。

動作：屈曲並內收腕關節，
協同肘關節屈曲。

❷ 橈側屈腕肌

起：肱骨內上髁

止：第二掌骨底部

動作：屈曲並內收腕關節，
協同肘關節屈曲及旋
前。

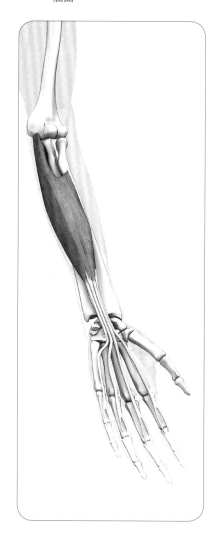

❶ 肱橈肌

起：肱骨的外側髁上棘

止：橈骨的下部外側表面，莖突近端。

動作：屈曲肘關節

❷ 橈側伸腕長肌

起：肱骨的外側髁上棘

止：第二掌骨底的背部表面

動作：伸展和外展腕關節

❸ 橈側伸腕短肌

起：外側上髁越過總伸肌腱

止：第三掌骨底的背部表面

動作：伸展和外展腕關節

❹ 尺側伸腕肌

起：外側上髁越過總伸肌腱

止：第五掌骨底部

動作：伸展和內收腕關節

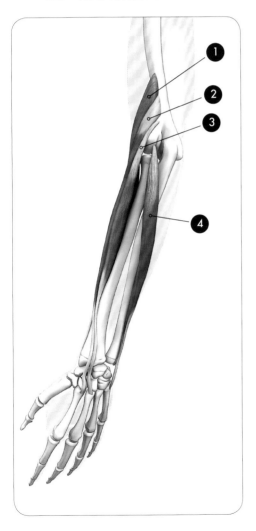

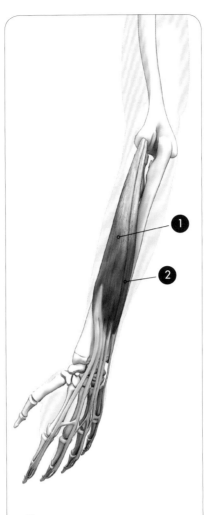

❶ 伸指肌

起：外側上髁越過經總伸肌腱

止：四隻手指的指骨背部表面

動作：伸展手指，協同令手指自中線外展。

❷ 小指伸肌

起：外側上髁越過總伸肌腱

止：與指伸肌肌腱結合，止於小指背。

動作：伸展小指。

❶ 外展拇指長肌

起：尺骨與橈骨的後側表面，覆蓋骨頭中段三分之一處，骨間膜。

止：第一掌骨外側表面

動作：伸展及外展拇指，協同前臂旋後及腕關節屈曲。

❷ 伸拇指短肌

起：橈骨遠端後側表面，骨間膜。

止：拇指近端指骨底背面

動作：伸展大拇指，協同腕關節外展。

❸ 伸拇指長肌

起：尺骨後側表面中段三分之一處，骨間膜。

止：拇指遠端指骨底背面。

動作：伸展拇指，協同腕關節伸展。

❹ 伸食指肌

起：尺骨遠端後側表面，骨間膜。

止：食指背腱膜，連到指骨近端指節。

動作：伸展食指

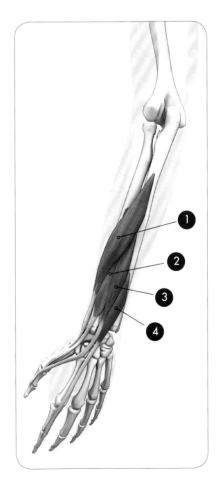

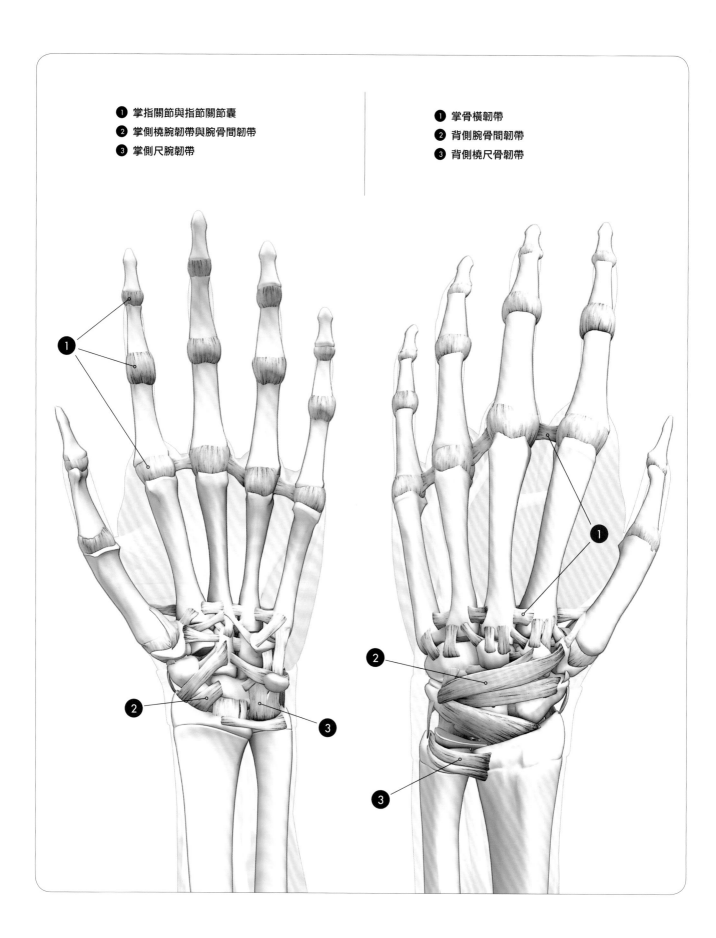

❶ 掌指關節與指節關節囊
❷ 掌側橈腕韌帶與腕骨間韌帶
❸ 掌側尺腕韌帶

❶ 掌骨橫韌帶
❷ 背側腕骨間韌帶
❸ 背側橈尺骨韌帶

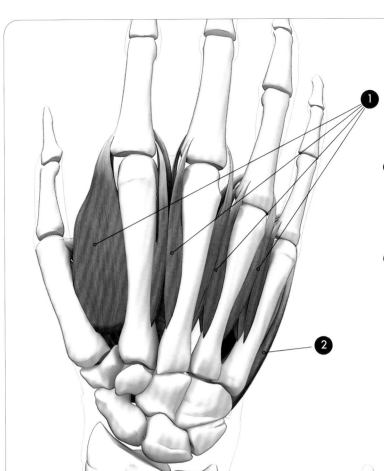

① 背側骨間肌

起：肌肉起點有兩頭，皆從相鄰掌骨側邊起始
止：指骨近端底部以及指背腱膜
動作：令食指與無名指自中指向外外展，屈曲掌骨，
　　　伸展指骨。

② 外展小指肌

起：豌豆骨
止：尺側小指近節指骨
動作：外展小指

① 內收拇指肌

起：腕關節頭狀骨與小多角骨的掌面，第二與第三掌骨。
止：尺骨側的拇指近端指骨底部
動作：內收拇指

② 屈拇指短肌

起：腕關節的大多角骨與頭狀骨
止：橈骨側的拇指近端指骨底部
動作：屈曲拇指的腕掌與掌指關節，協同令拇指往小指側
　　　反向移動。

③ 外展拇指短肌

起：腕關節的大多角骨與舟狀骨，屈肌支持帶。
止：橈骨側的拇指近端指骨底部
動作：外展拇指並令拇指向掌側移動，協同拇指與小指做
　　　對掌的動作。

④ 蚓狀肌

起：屈指深肌肌腱
止：伸指肌肌腱
動作：掌指同時屈曲，以及指間關節伸展。

⑤ 屈小指短肌

起：腕關節鉤骨
止：尺骨側小指近端指骨底部
動作：屈曲小指

⑥ 外展小指肌

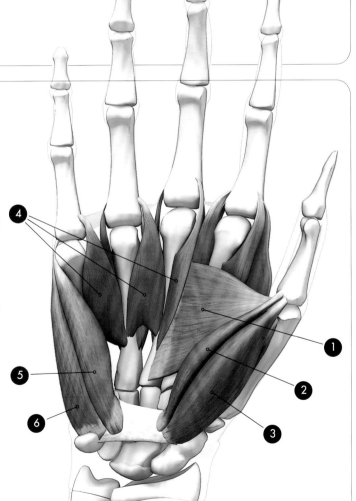

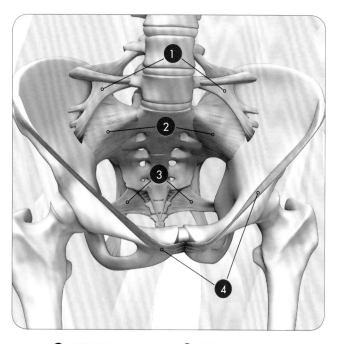
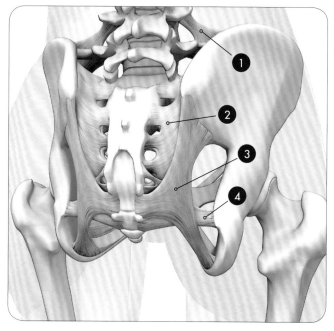

❶ 髂腰韌帶	❸ 薦棘韌帶
❷ 薦髂韌帶	❹ 腹股溝韌帶

❶ 髂腰韌帶	❸ 薦結節韌帶
❷ 薦髂韌帶	❹ 薦棘韌帶

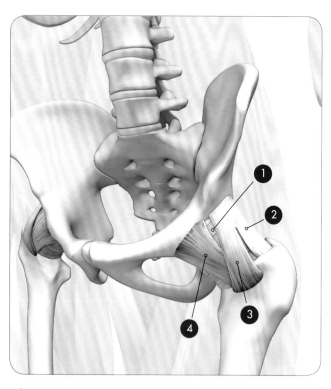
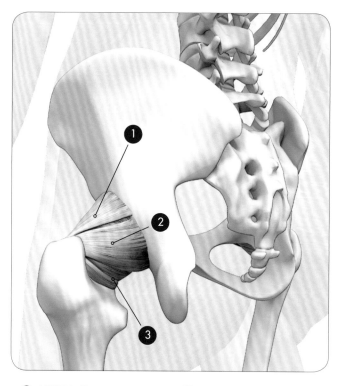

❶ 環狀層（髖關節囊）	❸ 前髂股韌帶
❷ 側髂股韌帶	❹ 恥股韌帶

❶ 側髂股韌帶	❸ 環狀層（髖關節囊）
❷ 坐股韌帶	

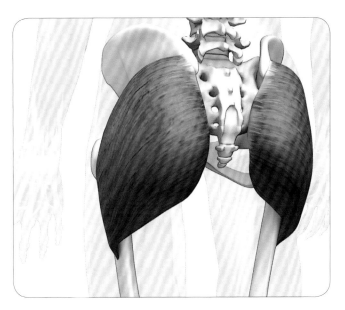

臀大肌

起：髂骨後外側表面與薦骨後側表面

止：上束纖維連到髂脛束，下束纖維連到臀肌粗隆。

動作：伸展、外旋並穩定髖關節

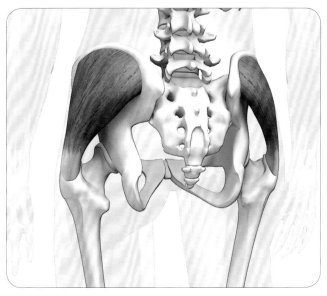

臀中肌

起：髂骨外側表面

止：大轉子

動作：外展髖關節，前側纖維內旋並屈曲髖關節，後側纖維
　　　外旋並伸展髖關節。

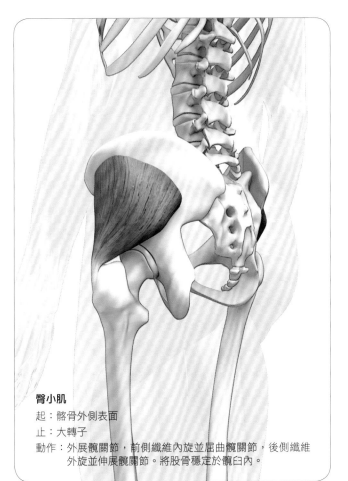

臀小肌

　起：髂骨外側表面

　止：大轉子

　動作：外展髖關節，前側纖維內旋並屈曲髖關節，後側纖維
　　　　外旋並伸展髖關節。將股骨穩定於髖臼內。

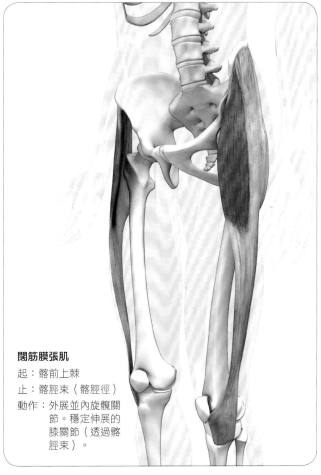

闊筋膜張肌

　起：髂前上棘

　止：髂脛束（髂脛徑）

　動作：外展並內旋髖關
　　　　節。穩定伸展的
　　　　膝關節（透過髂
　　　　脛束）。

❶ 梨狀肌
　起：薦骨後側表面
　止：大轉子
　動作：外旋、外展、伸展、穩
　　　　定髖關節。

❷ 上孖肌
　起：坐骨棘
　止：大轉子
　動作：外旋、內收髖關節

❸ 閉孔內肌
　起：閉孔膜和坐骨
　止：大轉子
　動作：外旋、內收髖關節

❹ 下孖肌
　起：坐骨粗隆
　止：大轉子
　動作：外旋、內收髖關節

❺ 股方肌
　起：坐骨粗隆
　止：轉子間棘
　動作：外旋、內收髖關節

❻ 閉孔外肌
　起：閉孔膜和坐骨
　止：大轉子
　動作：外旋、內收髖關節

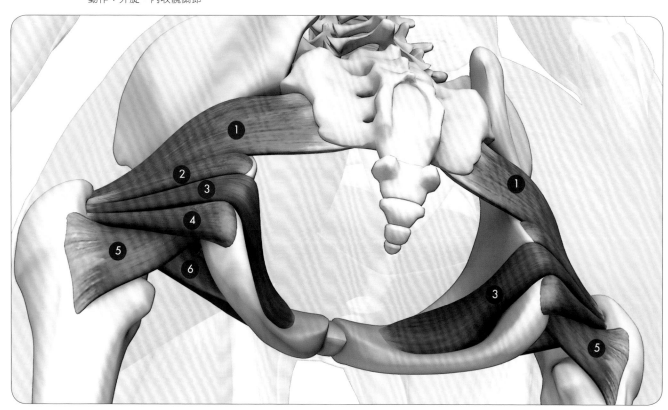

❶ 腰大肌
　起：第12節胸椎到第4節腰椎椎體
　　　和椎間盤
　止：小轉子
　動作：屈曲並外旋髖關節，穩定腰
　　　　椎。

❷ 髂肌
　起：髂骨內側表面
　止：小轉子
　動作：屈曲髖關節並外旋髖關節，
　　　　與腰大肌一起使骨盆前傾。

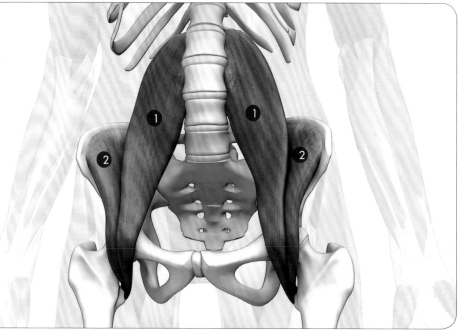

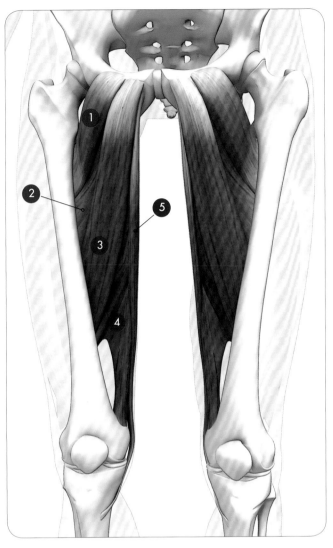

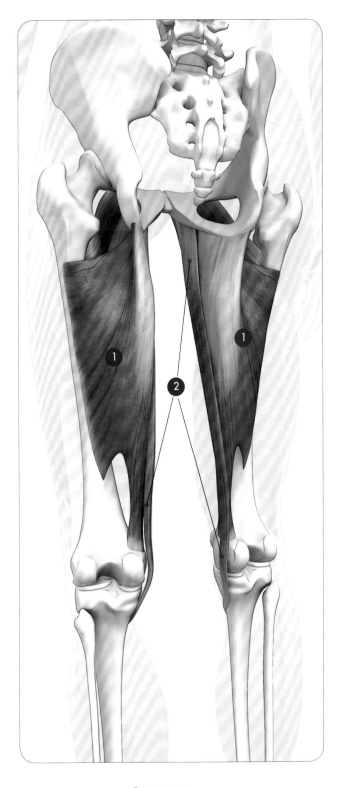

①　恥骨肌

　　起：恥骨

　　止：股骨粗線

　　動作：內收、外旋並協同屈曲股骨

②　內收短肌

　　起：恥骨

　　止：股骨粗線

　　動作：內收、屈曲股骨，穩定骨盆。

③　內收長肌

　　起：恥骨

　　止：股骨粗線

　　動作：內收、屈曲股骨，穩定骨盆。

④　內收大肌

　　起：恥骨和坐骨粗隆

　　止：股骨粗線和股骨內上髁

　　動作：內收、外旋，並伸展股骨。

⑤　股薄肌

　　起：恥骨

　　止：脛骨內側

　　動作：內收並屈曲髖關節，屈曲和內旋膝關節。

①　內收大肌

②　股薄肌

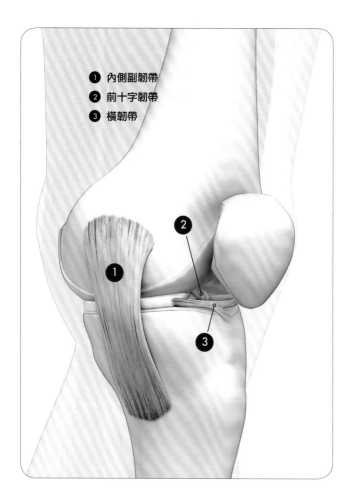

1 內側副韌帶
2 前十字韌帶
3 橫韌帶

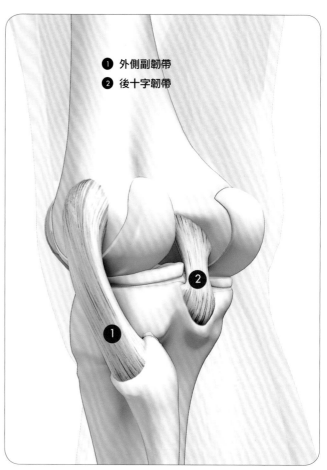

1 外側副韌帶
2 後十字韌帶

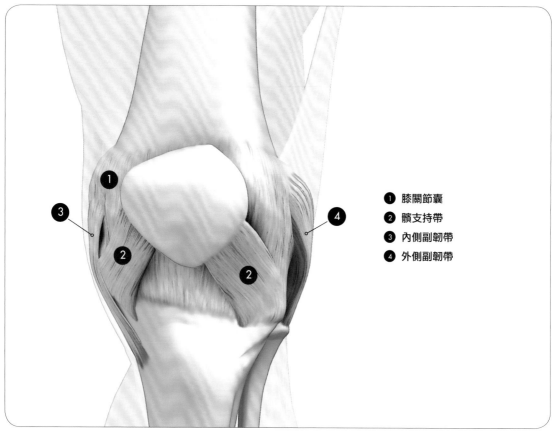

1 膝關節囊
2 髕支持帶
3 內側副韌帶
4 外側副韌帶

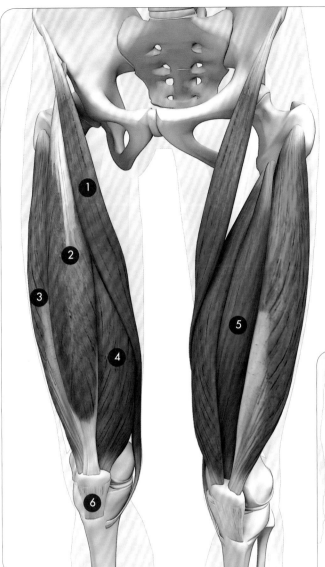

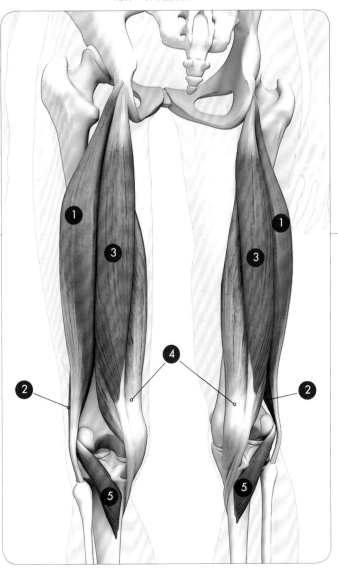

① 縫匠肌

起：髂前上棘

止：脛骨內側的鵝足肌腱

動作：屈曲、外展、外旋髖關節；屈曲並內旋膝關節。

② 股直肌

起：髂前下棘

止：經由髕骨韌帶連到前側脛骨

動作：屈曲髖關節，使骨盆前傾，伸展膝關節。

③ 股外側肌

起：外側股骨

止：經由髕骨韌帶連到前側脛骨

動作：伸展膝關節

④ 股內側肌

起：內側股骨

止：經由髕骨韌帶連到前側脛骨

動作：伸展膝關節

⑤ 股中間肌

起：前側股骨

止：經由髕骨韌帶連到前側脛骨

動作：伸展膝關節

⑥ 髕骨韌帶

① 股二頭肌長頭端

起：坐骨粗隆

止：腓骨頭

動作：伸展髖關節，屈曲和外旋膝關節。

② 股二頭肌短頭端

起：股骨後側表面

止：腓骨頭

動作：伸展髖關節，屈曲和外旋膝關節。

③ 半腱肌

起：坐骨粗隆

止：脛骨內側鵝足肌腱

動作：伸展髖關節，屈曲和內旋膝關節。

④ 半膜肌

起：坐骨粗隆

止：內側脛骨髁後方

動作：伸展髖關節，屈曲和內旋膝關節。

⑤ 膕肌

起：外側股骨髁

止：膝關節下的脛骨後側表面

動作：屈曲並內旋膝關節

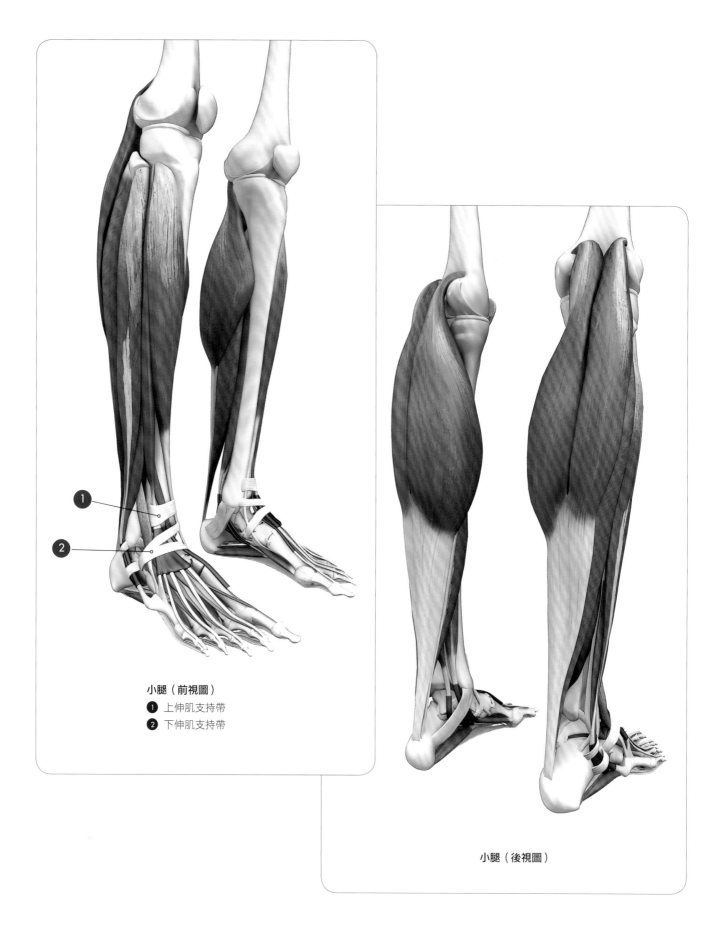

小腿（前視圖）

❶ 上伸肌支持帶
❷ 下伸肌支持帶

小腿（後視圖）

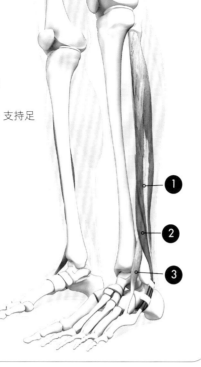

❶ 腓骨長肌
起：腓骨頭與腓骨外側近端三分之二處
止：第一掌骨底部與內側楔狀骨
動作：蹠屈踝關節以及外翻距下關節，支持足部橫弓。

❷ 腓骨短肌
起：腓骨側面的遠端一半處，肌間膜。
止：第五蹠骨底
動作：蹠屈踝關節，並外翻距下關節。

❸ 第三腓骨肌
起：腓骨遠端正面
止：第五蹠骨底
動作：背屈踝關節並外翻距下關節

脛前肌
起：前脛骨上三分之二處和骨間膜
止：楔狀骨內側，第一蹠骨底。
動作：背屈踝關節，內翻距下關節。

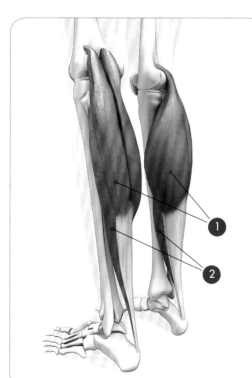

❶ 腓腸肌
起：內側頭由內側股骨髁起始；外側頭由外側股骨髁起始。
止：經由阿基里斯腱到達跟骨
動作：蹠屈並內翻踝關節，屈曲膝關節。

❷ 比目魚肌
起：腓骨頭以及腓骨頸後側
止：沿著阿基里斯腱到達跟骨
動作：蹠屈踝關節，內翻距下關節。

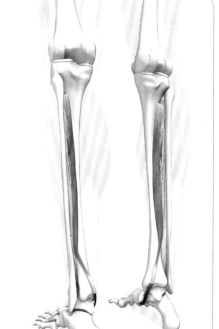

脛後肌
起：脛骨和腓骨之間的骨間膜
止：舟狀骨、楔狀骨，以及第2-4蹠骨。
動作：蹠屈踝關節，內翻距下關節，支持縱向和橫向的足弓。

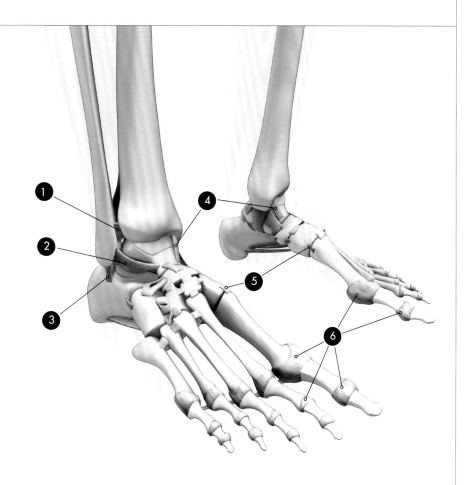

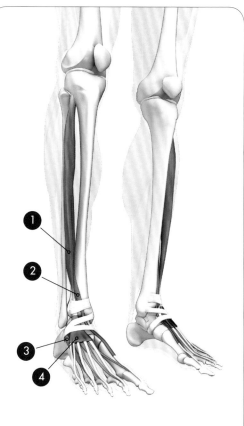

- ① 前脛腓韌帶
- ② 前距腓韌帶
- ③ 跟腓韌帶
- ④ 前脛距韌帶
- ⑤ 背側蹠骨韌帶
- ⑥ 趾間關節囊

① **伸趾長肌**

　起：外側脛骨髁、腓骨頭、骨間膜
　止：趾背腱膜和第2-5腳趾的遠端趾骨底
　動作：背屈踝關節，外翻距下關節，並伸
　　　　展腳趾的蹠趾關節與趾間關節。

② **伸拇趾長肌**

　起：腓骨內側表面，骨間膜。
　止：趾背腱膜和大拇趾遠端趾骨底
　動作：背屈踝關節，外翻距下關節，並伸
　　　　展大拇趾。

③ **伸趾短肌**

　起：跟骨的背側表面
　止：趾背腱膜和第2-4腳趾的中間趾骨底
　動作：伸展第2-4腳趾的蹠趾關節與近端趾
　　　　間關節。

④ **伸肌腱鞘膜**

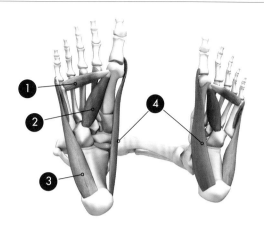

❶ 內收拇趾肌（橫頭）
　起：第3-5腳趾的蹠趾關節
　止：經籽骨連到大拇趾近端趾骨底
　動作：內收及屈曲大拇趾，支持橫向足弓。

❷ 內收拇趾肌（斜頭）
　起：第2-4蹠骨底、側楔狀骨、骰骨
　止：經籽骨連到大拇趾近端趾骨底
　動作：內收及屈曲大拇趾，支持縱向足弓。

❸ 外展小趾肌
　起：跟骨、蹠腱膜
　止：小趾近端趾骨底
　動作：屈曲蹠趾關節和外展小趾，支持縱向足弓。

❹ 外展拇趾肌
　起：跟骨、蹠腱膜
　止：大拇趾近端趾骨底
　動作：屈曲並外展大拇趾，支持縱向足弓。

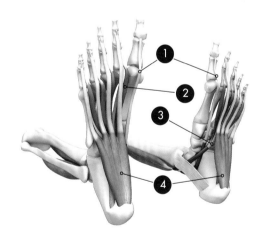

❶ 屈拇趾長肌
　起：腓骨後表面、骨間膜
　止：大拇趾末節底
　動作：蹠屈踝關節，內翻距下關節，屈曲大拇趾，
　　　　支持縱向足弓。

❷ 蚓狀肌
　起：屈趾長肌肌腱內緣
　止：第2-5腳趾背腱膜
　動作：屈曲蹠趾關節，伸展第2-5腳趾的趾間關節，
　　　　內收腳趾。

❸ 屈趾長肌
　起：脛骨後側表面
　止：第2-5腳趾的遠端趾骨底
　動作：蹠屈踝關節，內翻距下關節，蹠屈腳趾。

❹ 屈趾短肌
　起：跟骨、蹠腱膜
　止：第2-5腳趾趾骨中段
　動作：屈曲腳趾，支持縱向足弓。

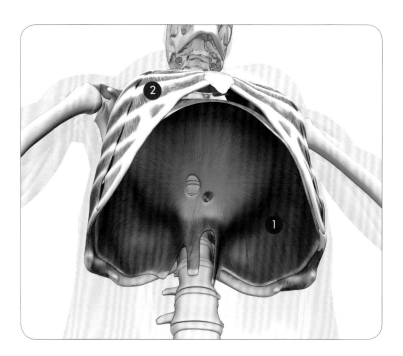

❶ 橫膈膜

　　起：肋弓下緣，胸骨劍突的後側表面，主動脈的弓狀韌帶，第1-3節腰椎。

　　止：中心腱

　　動作：主要的呼吸肌，協助壓縮腹部。

❷ 肋間肌

　　起：內肋間肌自肋骨上緣的表面起始；外肋間肌自肋骨下緣起始。

　　止：內肋間肌止於上一根肋骨下緣；外肋間肌止於下一根肋骨上緣。

　　動作：內肋間肌在呼氣時降低肋骨；外肋間肌在吸氣時抬高肋骨。

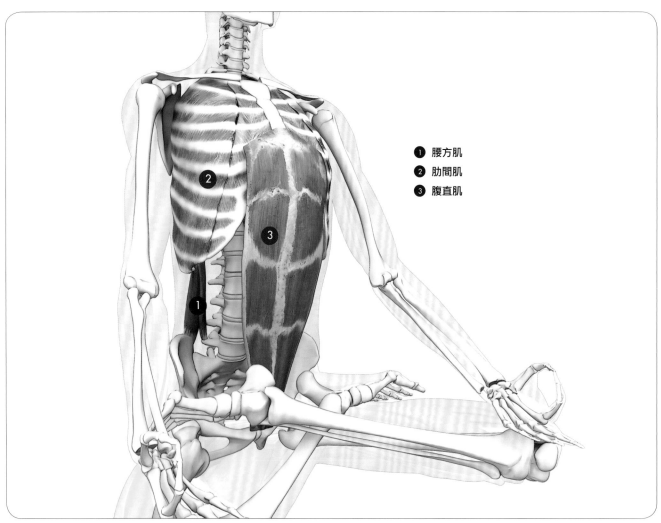

❶ 腰方肌

❷ 肋間肌

❸ 腹直肌

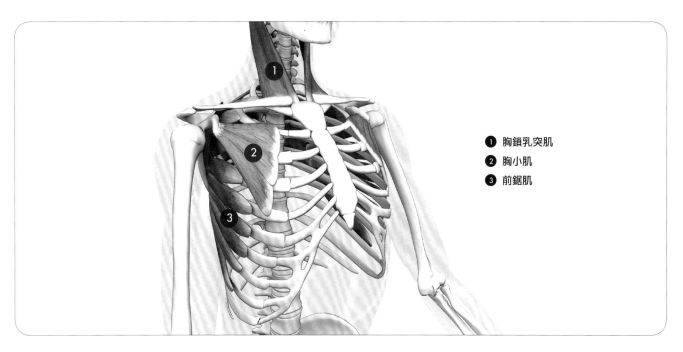

1 胸鎖乳突肌
2 胸小肌
3 前鋸肌

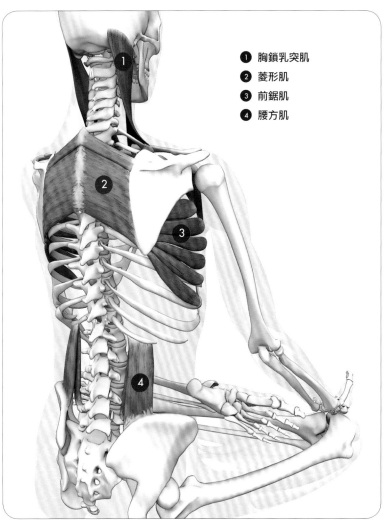

1 胸鎖乳突肌
2 菱形肌
3 前鋸肌
4 腰方肌

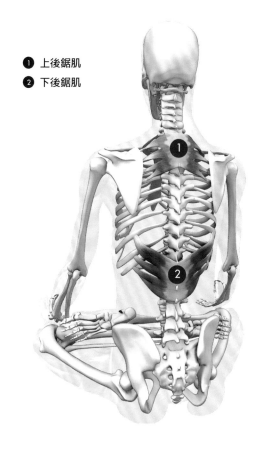

1 上後鋸肌
2 下後鋸肌

肌肉與韌帶英文索引

肌肉與韌帶中文索引

專有名詞解釋

外展 Abduction 遠離身體中線。

呼吸輔助肌 Accessory muscles of breathing 附著在胸廓和胸腔上的肌肉，當人體進行呼氣和吸氣時，協助加深橫膈膜的動作。呼吸輔助肌肉包括菱形肌、胸肌、腰方肌、胸鎖乳突肌、肋間肌等諸多肌肉。

主動收縮力量不足現象 Active insufficiency 肌肉縮短或拉長到無法再有效移動關節的程度，即是主動不足。比方說龜式，當髖關節完全屈曲時，腰大肌已經短到無法再加強屈曲髖關節。遇到這種情形，要以槓桿原理善用身體其他部位，例如把手臂從膝關節底下穿過，促進屈曲髖關節。

內收 Adduction 接近身體正中線。

主動肌 Agonist 意指某塊肌肉收縮，使關節形成特定動作，這塊肌肉就叫做主動肌（有時候又叫作原動肌）。例如肱肌收縮，肘關節就會屈曲。

肺泡 Alveoli 像囊一般的球狀結構，其中薄膜壁是肺部交換氣體的部位。

解剖學 Anatomy 一門研究生物構造的學問。肌肉骨骼解剖學則專門研究骨骼、韌帶、肌肉和肌腱。

拮抗肌 Antagonist 這些肌肉會與主動肌所形成的動作抗衡，並對關節產生反向的動作。例如，膝關節伸展時，膕旁肌就是股四頭肌的拮抗肌。

前傾 Anteversion 往前傾斜。

腱膜 Aponeurosis 纖維厚實的筋膜，為肌肉附著之處。例如，腹肌附著在腹白線（linea alba）兩旁，這條厚厚的腱膜就位在腹部正前方。

附肢骨骼 Appendicular skeleton 由肩關節（肩胛帶）、上肢、骨盆和下肢組成。

瑜伽體位法 Asana Asana是梵文，意指瑜伽體位法。

自主神經系統 Autonomic nervous system 是神經系統的一部分，絕大部分是無意識控制呼吸、心跳、血壓、消化和其他功能。又分成交感神經系統（戰鬥與逃跑）和副交感神經系統（休息和消化）。

中軸骨骼 Axial skeleton 由頭骨、脊椎和胸廓組成。

鎖印 Bandha 梵文，意指綑綁、鎖住、穩定。利用肌群共同收縮，可在瑜伽體位上形成鎖印。

生物力學 Biomechanics 把機械物理力學運用在身體上。例如，收縮二頭肌，使肘關節屈曲。

腕骨 Carpals 腕關節的骨頭，由舟狀骨（scaphoid）、月狀骨（lunate）、三角骨（triquetrum）、鉤狀骨（hamate）、頭狀骨（capitate）、小多角骨（trapezoid）、大多角骨（trapezium）組成。

重心 Center of gravity 物體重量分布的中心，也是該物體的平衡點。

重心投射 Center of gravity projection 重力往下延伸，並且遠離身體。例如在戰士三式，重心通過手臂和後腳投射出去，以平衡姿勢。

脈輪 Chakra 精微體（subtle body）之中的輪狀中心，或是能量集中之處。脈輪其實對應著神經叢，像是第一、第二脈輪就對應到腰神經叢（Lambar Plexusy）。

閉鎖式動力鏈收縮／運動Closed chain contraction／movement 肌肉的止端保持固定不動，而肌肉的起端可以移動。例如三角伸展式的腰肌收縮使軀幹屈曲的動作，即是閉鎖式動力鏈運動。

共同收縮／共同啟動 Co-ontraction／co-activation 主動肌和抗拮肌同時收縮，以穩定關節。例如，共同啟動腓骨長、短肌和脛後肌，可以穩定踝關節。

核心肌群 Core muscles 由腹橫肌、腹內外斜肌、腹直肌、豎脊肌、腰肌、臀大肌、骨盆隔膜組成。

凝視點 Drishti 梵文，意指視線焦點或凝視點。

離心收縮 Eccentric contraction 肌肉拉長時，依然產生張力（收縮）。

豎脊肌 Erector spinae 由三條與脊骨平行的深層背部肌肉所組成，分別是棘肌、最長肌和髂肋肌。

外翻 Eversion 足底面（經由踝關節）翻轉，遠離身體正中線（足底向外側）。這個動作連帶會使前足旋前（內旋）。

伸展 Extension 伸展會擴大骨頭與骨頭之間的距離和空間，是把兩塊骨頭拉得更開的關節運動。

誘發式伸展 Facilitated stretching 是一種強而有力的伸展方式，先把肌肉拉長至固定長度，接著收縮肌肉一段時間。這會刺激高爾基腱器，進而形成「放鬆反應」，導致肌肉放鬆、拉長。誘發式伸展又稱為本體感覺神經肌肉促進術（PNF）。

筋膜 Fascia 包覆在肌肉外層、區隔以及連結各塊肌肉的結締組織。筋膜也可形成讓肌肉附著的腱膜。

屈曲 Flexion 縮小骨頭間隙、把各塊骨頭拉近的關節運動。

假肋 Floating ribs 肋骨共12對，其中五對肋骨，後與脊椎骨相連，前面則附著在肋軟骨之上，這五對肋骨便稱為假肋。

前足 Forefoot 足部末梢部位，接鄰中足。前足由蹠骨和趾骨（以及與其相對應的關節）構成。前足的動作包括腳趾的屈曲與伸展，此外還可使足弓加深。

盂肱關節 Glenohumeral joint 是個球窩滑液關節，也是肱骨頭（球）與肩盂窩的銜接之處。

高爾基腱器 Golgi tendon organ 是個感覺受納器，位在肌肉肌腱連接處，負責偵測

肌肉張力的變化。高爾基腱器一偵測到異狀，馬上把訊息傳到中樞神經系統，由中樞神經命令肌肉放鬆，使肌肉「鬆弛」。這是為了避免肌腱自骨骼附著點被撕裂。高爾基腱器在本體感覺神經肌肉促進術（PNF）或誘發式伸展裡都扮演重要角色。

後足 Hindboot 通常意指跟骨和距骨。後足的關節是距下關節（subtalar joint），負責足部內翻和外翻的動作。例如，戰士一式後腳的足部就是內翻的動作。

膕旁肌群 Hamstrings 又稱大腿後側肌群，包含三條肌肉：股二頭肌、半膜肌和半腱肌，起點都在坐骨粗隆，終點都在小腿骨，主導大腿伸直功能。（中文版編注）

髂脛束 Iliotibial tract 從大腿外側一路延伸下來的纖維筋膜組織，最後融入膝關節囊側面。此外，髂脛束也是闊筋膜張肌和部分臀大肌的附著之處。

夾擊症候群 Impingement 骨頭之間的間隙變窄或遭受磨蝕。夾擊現象會引起發炎或疼痛。例如，因為椎間盤突出導致神經根受到壓迫。肱骨頭和肩峰之間也會出現夾擊的情況，導致肩膀疼痛。

止端 Insertion 肌肉（經由肌腱）連結骨頭的遠端附著點，相較於位在肌肉另一頭的起端，止端通常距離身體正中線較遠，動作也比較多。

內翻 Inversion 足底面轉向身體正中線（足部往內轉）。這個動作連帶會使前足旋後（外旋）。

等長收縮 Isometric Contraction 肌肉帶有張力，長度卻沒有縮短，骨頭也不會移動。

等張收縮 Isotonic Contraction 肌肉雖然縮短，但在運動過程中張力保持不變。

行動／行動力 Kriya 梵文，意指動作或活力（activity）。

槓桿作用 Leverage 利用槓桿長度創造力學上的優勢。例如練習扭轉三角式，手放在足部外側，把手臂的長度當作槓桿，把身體轉過來。

肌力作用線 Line of action 通過身體的肌力假想線。例如在側角伸展式，就有一條肌力作用線從指尖延伸至足跟。

掌骨 Metacarpals 介於腕骨（腕關節）和指頭之間的區域，亦即掌心的五塊骨頭。

中足 Midfoot 介於前足和後足的中間部位。中足由舟狀骨（navicular）、骰骨（cuboid）和三塊楔形骨（cuneiform）所構成。功能是協助前足旋後和旋前。

身印 Mudra 梵文，意指封印。身印通常搭配手勢，指尖以特定的方式相互碰觸。其他種類的身印則要結合全身的能量鎖印才能夠形成。

肌梭 Muscle spindle 位在肌腹裡的感覺受納器，負責偵測肌肉的長度與張力。肌梭一偵測到異狀，馬上把訊息傳到中樞神經系統，由中樞神經命令肌肉收縮，以對抗伸展。此一反射動作是為了避免肌肉撕裂。

開放式動力鏈收縮／運動 Open chain contraction／movement 肌肉的止端可以移動，而肌肉的起端保持固定不動。例如在戰士二式當中，三角肌收縮、抬起手臂的動作即是開放式動力鏈運動。

起端 Origin 肌肉連結骨頭（和肌腱）的近端附著點，相較位於肌肉另一頭的止端，起端通常距離身體正中線較近，動作也比較少。

扭轉 Parrivrtta 梵文，意指某個瑜伽體位的旋轉、扭轉或翻轉變化式。例如，扭轉三角式是三角伸展式的扭轉版本。

骨盆帶 Pelvic girdle 意指髂骨（ilium）、坐骨（ischium）、恥骨（public bones）和恥骨聯合（public symphysis）。

生理學 Physiology 一門關於生物機能的研究。大部分生理學過程是在無意識的情況下發生，不過卻可以被意識所影響。例如呼吸和誘發式伸展。

本體感覺神經肌肉促進術 PNF 全名是 Proprioceptive Neuromuscular Facilitation，又稱為誘發式伸展（請參閱誘發式伸展的說明）。

背部動力鏈 Posterior kinetic chain 由一組位在身體背部、彼此相互連結的韌帶、肌腱和肌肉所構成。背部動力鏈包含臟旁肌、臀大肌、豎脊肌、斜方肌、背闊肌、後三角肌。

呼吸法 Pranayama 一門控制呼吸的瑜伽藝術。

原動肌 Prime mover 意指收縮某塊肌肉，形成特定的動作，這塊肌肉就叫做原動肌。例如股四頭肌收縮，膝關節就會伸展。原動肌這個詞有時等同於主動肌。

橈側偏移 Radial deviation 手往食指這一側傾移，或遠離身體正中線。

交互抑制作用 Reciprocal inhibition 大腦指示主動肌收縮，但同時又給拮抗肌下達抑制動作的命令，使其放鬆。此一生理學過程完全不受意識所控制。

後傾 Retroversion 向後傾斜。

旋轉 Rotation 環繞縱軸的關節動作。例如在大休息式時，我們把肱骨外旋，使掌心朝上。

肩胛肱骨韻律 Scapulohumeral rhythm 盂肱關節和肩胛胸廓關節的同時運動，使肩關節外展、屈曲。例如當我們在練習舉臂式時，只要手臂高舉過頭，就會產生肩胛肱骨韻律。

肩胛帶 Shoulder girdle 指鎖骨和肩胛骨。

協同肌 Synergist 幫助和微調主動肌或原動肌的動作。協同肌雖然也能形成相同的動作，但效果不若主動肌明顯。例如，恥骨肌協助腰肌屈曲髖關節。

真肋 True ribs 肋骨總共有十二對，其中 1-7 對肋骨後與脊椎骨相連，前與胸骨相接，這七對肋骨稱之為真肋。

尺側偏移 Ulnar deviation 手往小指這一側水平偏移，或是靠近身體正中線。

體位法梵文索引與發音

梵文體位名稱	梵文發音	中文譯名	頁次
Adho Mukha Svanasana	[AH-doh MOO-kah shvah-NAHS-anna]	下犬式	40
Ardha Uttanasana	[ARE-dah OOT-tan-AHS-ahna]	半前彎式	44, 50
Ardha Chandrasana	[ARE-dah chan-DRAHS-anna]	半月式	108, 114, 128
Ardha Matsyendrasana	[ARE-dah MOT-see-en-DRAHS-anna]	半魚王式	162
Baddha Konasana	[BAH-dah cone-NAHS-anna]	束角式	47, 72
Bakasana	[bahk-AHS-anna]	烏鴉式	51
Bhujapidasana	[boo-jah-pi-dah-sana]	肩壓式	50
Chaturanga	[chaht-tour-ANG-ah]	鱷魚式	36, 44, 46, 48, 50, 52
Dandasana	[don-DAHS-anna]	手杖式	18, 42, 43, 46, 48, 52, 53
Dhanurasana	[don-your-AHS-anna]	弓式	49
Eka Pada Sarvangasana	[aa-KAH pah-DAH Sar-van-GAHS-anna]	單腿向上肩立式	53
Garudasana	[gah-rue-DAHS-anna]	鷹式	160
Halasana	[hah-LAHS-anna]	犁鋤式	52, 53
Janu Sirsasana	[JAH-new shear-SHAHS-anna]	頭碰膝式	47
Kurmasana	[koohr-MAH-sah-nah]	龜式	17–20, 47
Marichyasana III	[mar-ee-chee-AHS-anna]	聖哲馬利奇式三	49
Natarajasana	[not-ah-raj-AHS-anna]	舞王式	21
Parivrtta Ardha Chandrasana	[par-ee-vrt-tah are-dah chan-DRAHS-anna]	扭轉半月式	146, 174
Parivrtta Parsvakonasana	[par-ee-vrt-tah parsh-vah-cone-AHS-anna]	扭轉側三角式	15, 45, 140, 146
Parivrtta Trikonasana	[par-ee-vrit-tah trik-cone-AHS-anna]	扭轉三角式	17, 45, 114, 134, 146, 148
Parsva Bakasana	[PARSH-vah bahk-AHS-anna]	側烏鴉式	51
Parsva Halasana	[PARSH-vah hah-LAHS-anna]	側犁鋤式	53
Parsvottanasana	[pars-VOH-tahn-AS-ahna]	手臂反轉祈禱式	9, 45, 114, 120
Paschimottanasana	[POSH-ee-moh-tan-AHS-anna]	坐姿前彎式（背部朝西伸展式）	46, 47, 66
Pincha Mayurasana	[pin-cha my-your-AHS-anna]	孔雀羽毛式	51
Prasarita Padottanasana	[pra-sa-REE-tah pah-doh-tahn-AHS-anna]	三角前彎式	17, 19, 45, 154, 160
Purvottanasana	[purvo-tan AHS-Ahna]	反向棒式	49
Sarvangasana	[sar-van-GAHS-anna]	肩立式	52
Savasana	[shah-VAHS-anna]	攤屍式／大休息式	4, 50, 52, 53, 169

體位法英文索引

體位法中文索引

國家圖書館出版品預行編目(CIP)資料

瑜伽墊上解剖書：流瑜伽及站姿體位 / 雷.隆(Ray Long)著；李岳凌,
黃宛瑜譯. -- 初版. -- 新北市：大家出版：遠足文化發行, 2013.05
　　面；　公分
譯自：Anatomy for vinyasa flow and standing poses
ISBN 978-986-6179-52-5(平裝)
1.瑜伽 2.人體解剖學

411.15　　　　　　　　　　　　　　　　　　　　　102003610

本書是參考圖書，並非醫療手冊。不可用來診斷或治療任何醫療或外科上的問題。本書所
提供的資訊，不可取代健康照護者提供的治療。如有醫療上的疑慮，請諮詢專業醫師。身
體如有特殊情況，務必取得醫師開立的許可文件，才可練習瑜伽或參加訓練計畫。一定要
在合格、有經驗的瑜伽老師督導和帶領下練習瑜伽。聽從合格瑜伽老師的指引以避免受
傷。由於練習瑜伽或從事訓練活動而導致受傷，非本書作者、繪圖者、編輯、出版社與經
銷商之責。

Yoga Mat Companion I: Anatomy for Vinyasa Flow and Standing Poses
瑜伽墊上解剖書：流瑜伽及站姿體位

作者‧雷‧隆（Ray Long）｜譯者‧李岳凌、黃宛瑜｜醫學名詞審定‧林蕙如｜責任編輯‧宋宜真｜
編輯協力‧陳又津｜全書設計‧陳安如｜內頁排版‧菩薩蠻數位文化有限公司｜行銷企畫‧陳美
妏｜總編輯‧賴淑玲｜社長‧郭重興｜發行人兼出版總監‧曾大福｜出版者‧大家出版｜發行‧遠
足文化事業股份有限公司　231　新北市新店區民權路108-3號6樓　電話‧(02)2218-1417　傳
真‧(02)8667-1065｜劃撥帳號‧19504465　戶名‧遠足文化事業有限公司｜印製‧通南彩色印刷
有限公司　電話‧(02)2221-3532｜法律顧問‧華洋法律事務所　蘇文生律師｜定價‧550元｜初版
一刷‧2013 年 5 月｜初版八刷‧2021 年 5 月